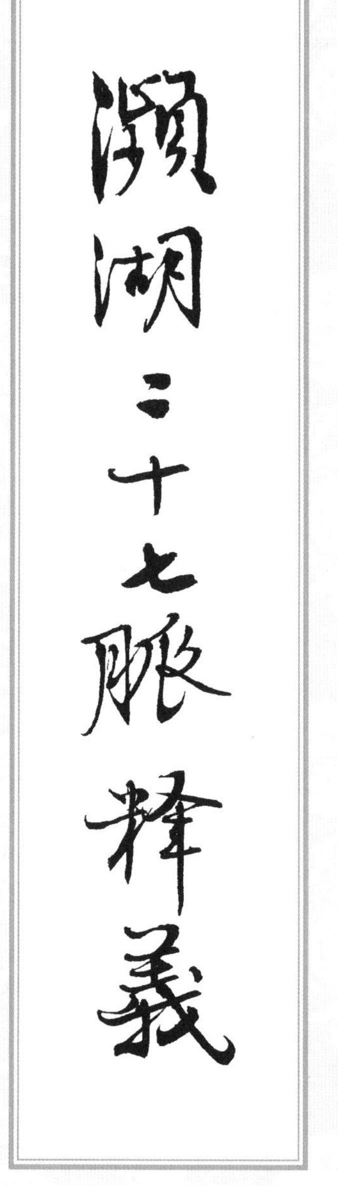

鲁治平 著

全国百佳图书出版单位
中国中医药出版社
· 北京 ·

图书在版编目（CIP）数据

濒湖二十七脉释义 / 鲁治平著 . -- 北京 : 中国中医药出版社 , 2024. 12
ISBN 978-7-5132-8981-8

I. R241.1

中国国家版本馆 CIP 数据核字第 20245DF828 号

中国中医药出版社出版
北京经济技术开发区科创十三街 31 号院二区 8 号楼
邮政编码　100176
传真　010-64405721
三河市同力彩印有限公司印刷
各地新华书店经销

开本 710×1000　1/16　印张 11.25　字数 83 千字
2024 年 12 月第 1 版　2024 年 12 月第 1 次印刷
书号　ISBN 978 – 7 – 5132 – 8981 – 8

定价　78.00 元
网址　www.cptcm.com

服 务 热 线　010-64405510
购 书 热 线　010-89535836
维 权 打 假　010-64405753

微信服务号　zgzyycbs
微商城网址　https://kdt.im/LIdUGr
官 方 微 博　http://e.weibo.com/cptcm
天猫旗舰店网址　https://zgzyycbs.tmall.com

如有印装质量问题请与本社出版部联系（010-64405510）

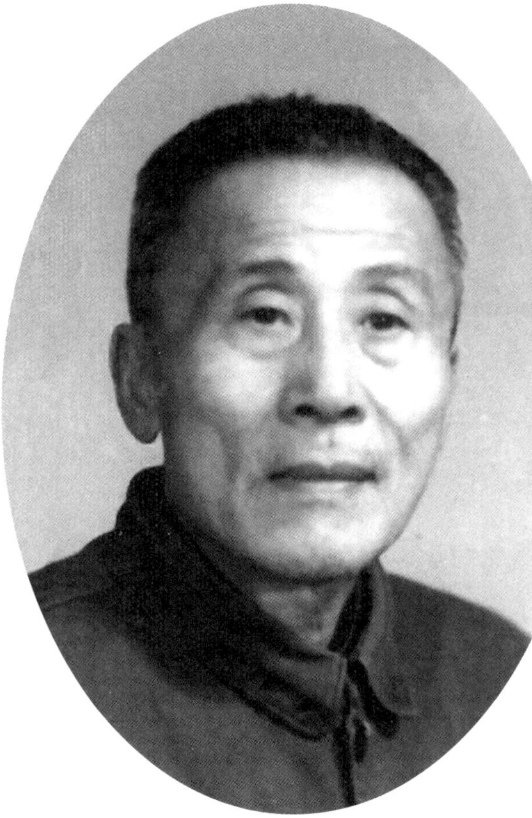

鲁治平（1916 – 1996）

贺鲁智平先生大作濒湖二十七脉释义付梓

濒湖脉学绍岐黄惠苍生

鲁氏释义医承古贤济黎元

甲辰岁次五月 王庆其书于海上

上海中医药大学王庆其教授题词

李序

脉诊作为中医千年传承的独具特色的诊断方法，自古以来就倍受重视。如《素问·脉要精微论》中强调：「切脉动静而视精明，察五色，观五脏有余不足，六腑强弱，形之盛衰，以此参伍，决死生之分。」医圣张仲景更是重视脉诊，通览《伤寒杂病论》全书，明确脉法应用的原文超过三分之一，涉及了20多种主脉与50多种兼脉，甚至篇名也冠以「辨××病脉证并治」（如「辨太阳病脉证并治」）。之后诸代先贤不断挖掘经旨，阐发幽微。如晋代名医王叔和「撰集岐伯以来，逮于华佗，经论要决，合为十卷」，形成现存第一部以论述脉学为主的中医诊断学专著《脉经》，对脉诊的重要性有着深刻的论述，强调「知其要者，一言而终，不知其要，流散无穷」。明代李时珍编撰了《濒湖脉学》，全书用歌诀形式简明扼要地介绍了27种脉象，包括其形状、主病及鉴别，内容切合临床实际，易于记诵，还附以实例分析，为中医初学者及从业者提供了宝贵的脉学指南，其流传广泛，影响深远，被誉为中医脉学的典范之作。

学习脉诊，融合古今智慧，精准辨识病证，对强化中医理论知识和技能，以及提高临床疗效意义重大。民国时期开始行医，新中国最早一批被吸收到国家医疗体系中的安徽名老中医鲁治平先生，秉承家学，悬壶济世，精于脉诊，蜚声乡里。先生为了授徒讲学，赓续岐黄学脉，深究先贤遗训，领悟国医哲理，将行医五十余年诊病数十万例的临床经验，融入著作《濒湖二十七脉释义》中，留诸后世。本书通篇用古笺格式手写成文，字体俊朗，并朱笔句读，将脉学真意跃然于纸端。

拜读先生大作，学习其中深入浅出的理论知识和技法，体会言辞之间殷切的厚望，收获匪浅，感受颇深，深觉值得后学者学习体悟。故乐为序。

北京中医药大学中医学院党委书记、教授、博士生导师

二零二四年十月

弁言

在中医脉学几千年的历史发展中，明代伟大医学家李时珍的《濒湖脉学》具有里程碑式的意义。该著作驳正了当时流传的宋代《脉诀》的内容，但却沿用其歌诀形式，深入浅出地介绍和发展了晋代名医王叔和《脉经》的精髓，既为习医者提供了教材，又阻止了《脉诀》谬种流传。由此获得巨大成功，成为流传最广、影响最大的脉学著作。时至今日，仍是学习脉学的重要经典。其规范的27种脉象及其主病，为大多数医家所采纳，成为中医临床辨证施治的重要依据。

鲁治平先生系安徽省名老中医，1916 年生于安徽和县。年方二十便开始行医，继承其父未遂之业。是年其父正值壮年，不幸中殂于乱世，养家活口之重任从此全赖鲁先生行医治病，服务乡里。彼时之旧中国，国难当头，国民政府三次发动动议，欲灭绝中华瑰宝国医，幸有广大民意反对及中医学界抗争，中医才得以免遭噩运而幸存，但其时中医行医者之艰难，非今日所能想象。于此困苦之中，鲁先生悬壶济世，蜚声乡里。新中国成立后，中医事业枯木逢春，迎来蓬勃发展的盛世。1955年，鲁治平先生成为安徽省和县第一位从民间『郎中』被吸收到国家编制的中医师，亦为新中国第一批被吸收到国家体制的中医师之一员。从此终生扎根基层，终生在安徽省和县医院工作，直至 1986 年 70 岁退休，同年他加入了中国共产党。1996 年 12 月 28 日辞世。

鲁治平先生行医诊病，尤长于诊脉。其言脉之精准，尝为乡里坊间患者的美谈。于是他在桑榆之年，总结行医五十年、诊病数十万人次的丰富经验，探究先贤遗训，领悟国医哲理，潜心著就《濒湖二十七脉释义》，以留诸后世，供后学参考。所遗书稿，章章句句，蕴深深敬仰于国学；字字行行，寄殷殷厚望于来者。可谓赤子之心力透纸背，医者仁爱溢于言表。

当今时代已进入21世纪。中医学的发展日新月异，知识与技能更加全面的新一代中医师已经承担继承发展我国传统医学的大任。生于民国早期、成熟于新中国建国之初的老一代『纯中医』均已作古。鲁治平先生以其清雅笔墨所书遗著，顿成那一代中医为医生涯之遗存。其不仅体现于书稿所言之医道，也体现于其手迹所蕴含的老一代医者的国学修养和为人之道等诸多信息。今由中国中医药出版社以影印本方式出版此书，可作为研究那一代终生扎根于基层医院的纯中医为医、为学、为人之资料，我们作为鲁先生后人与他传道授业之门生，对此深表谢忱。上海名中医王庆其教授德高望重，虽年事已高，仍拨冗题辞推荐，北京中医药大学中医学院党委书记、中华中医药学会中医诊断分会副主任委员李峰教授，拨冗为此著撰写序言，在兹一并致谢。

鲁先生所作《自序》云：此书『原为授徒讲学之用，自知纰漏多瑕，不堪问世。继思我党英明，一技不遗，寸长必取，与其藏拙，莫若献芹。』此书今日得以出版，他的这一遗愿终于实现。若此书能对中医学之继承与发展尽其绵薄之力、滴水之功，便不负其望矣。

鲁治平先生后人、医道传人谨识

二零二四年七月

瀕湖二十七脈釋義自序

經云，能合色脈，可以萬全。是言雖有望色之神工，不有切脈之巧以合之，則不可成其所以為全也。然則脈之於醫也，豈不重歟！顧脈之為道，非易言也。古人謂持脈之道，如臨深淵，如望浮雲，胸中了了，指下難明。使不於平時揣摩熟練，則倉猝之際，未有不至窘困摸棱而僨事者。甚矣，脈學之所以宜講焉。第秦漢以前，罕有專書言脈，後此則言者日眾，幾等于儒門中之百家小學，各立門户，或晦焉雖明，而鮮焉雖曉，或擇焉不精，而語焉不詳。就中以李時珍之瀕湖脈學為善本，應陳脈象二十有七，陰陽對舉，爍若列眉，表裡彼分，瞭如指掌，堪為後人之導學津梁。唯囿於韵語格律，理致含蓄，初學者不易尋求。用是不揣謭陋，逐節增加註釋，務求詳義相諧，脈證允合。旨在敷暢微言，使初學者不假旁搜，便可遠紹，如窺深泉，淨瀅鱗介。咸分呈于原書之筆目詞註等，一仍其舊，僅于脈訣各節之首冠以"釋義"二字，以示新增。如此，則太璞之光，不致爲贗玦所亂矣。

向者余之爲是釋也，原爲授徒講學之用，自知紕漏謬瑕，不堪問世。繼思我黨領導英明，一技不遺，寸長必取，與其藏拙，莫若獻芹。於是奮然整理成帙，題名爲瀕湖二十七脈釋義，以公同好。且可因此而藉助他山，以攻其玉云爾。謹序。

一九八四年十二月

和縣魯治平

瀕湖脈學二十七脈原序

李時珍曰，宋有俗子杜撰脈訣，鄙俚紕繆，医學習誦，以爲權輿，逮臻頒白，脈理竟昧，戴同父嘗刊其誤。先考月池翁著有四診發明八卷，皆精詣奥室，淺學未能窺造。珍因撮精擷華，僭撰此書，以便習讀，爲脈指南。世之医病兩家，咸以脈爲首務，不知脈乃四診之末，謂之巧者尔。上士欲會其全，非備四診不可。

明嘉靖甲子上元日謹書於瀕湖邁所

二十七脉目录

目錄

浮 陽

浮脉舉之有餘，按之不足。脉經 如微風吹鳥背上毛，厭厭聶聶，輕汎貌 如循榆莢。素問 如水漂木。崔氏 如捻葱葉。黎氏

浮脉法天，有輕清在上之象。在卦為乾，在時為秋，在人為肺，又謂之毛。太過則中堅旁虛，如循雞羽，病在外也。不及則氣來毛微，病在中也。脉訣言尋之太過，乃浮兼洪緊之象，非浮脉也。

釋義。浮者乃沉之對，漂汎於皮膚之表，輕取即

得，秦越人所謂三菽之重是也。其脉之來，指下輕揚

一縷，明顯易見。但人有肥瘠之差，男女之異，瘠人與

男子之浮，則較肥人與女子爲顯，是又不可不知。仲

景曰，脉肥人責浮，瘦人責沉是也。

体狀詩。浮脉惟從肉上行，如循榆莢似毛輕。三

秋得令知無恙，久病逢之却可驚。

釋義。肉上者，即皮膚之表。循榆似毛，皆極形其

浮汎之狀。浮脈在人爲肺，在時爲秋，肺屬金，王于秋，秋時見浮，乃當令王脈，故爲平人。若久病之人，真元傷耗已甚，脈宜沉細弱小，今反見浮，是臟真外越之象，根本動搖，人能久乎。

相類詩：浮如木在水中浮。浮大中空乃是芤，拍拍而浮是洪脈，來時雖盛去悠悠。

浮脈輕平似捻葱，虛來遲大豁然空，浮而柔細濡之象，散似楊花無定蹤。

浮而有力為洪，浮而迟大為虚，虚甚為散。浮而無力為芤。浮而柔細為濡。

釋義。芤為葱管，外直中空。拍拍，強盛之貌。來指脉自裡出表，去指脉由表還裡。悠悠，柔和自然之象。濡，耎弱無力。散，渙散不收。

主病詩。浮脉為陽表病居，迟風數熱緊寒拘，浮而有力多風熱，無力而浮是血虚。

寸浮頭痛眩生風，或有風痰聚在胸。關上土衰兼木旺。尺中溲便不流通。

浮脉主表，有力表實，無力表虚。浮迟中風。浮数風热。浮緊風寒。浮緩風濕。浮虚傷暑。浮芤失血。浮洪虚热。浮散勞極。

釋義。浮為陽脉，表亦屬陽，故知浮主表病。傷寒論中風脉浮緩，傷寒脉浮緊。此云浮迟為風，似欠妥當。但學者應善体文意，該迟字僅用作與数字相呼應而已，並非一息三至之謂，明乎此，則知該迟字即徐緩不急之象，心與緊字對待為言，始於文意不悖。風性柔而寒性剛，故脈分遲緊。熱則性急，故數脈應之。風熱在表，血氣淖溢充沛，則脈浮而有力。血虛則經絡空疏，其象中乾，則脈必浮而無力矣。

寸以候上，胸膻之上，皆其所主。脈要精微論曰，上附上，右外以候肺，內以候胸中，左外以候心，內以候膻中。風攻巔頂，痰聚胸膈，則邪併于上，為上盛，為有餘，故寸脈浮。關以候中，肝膈脾胃皆其所主。脈要精微論又曰，中附上，左外以候肝，內以候膈，右外以候胃，內以候脾。蓋關脈見浮而為土衰木旺之症者，為左有餘而右不足，脈來每多左關兼弦，右關兼弱，始為其候。尺為下部，候亦在下，其所主皆季脇以下之事。再攷之脈要精微論，則曰，尺內兩旁，則季脇也，尺外以候腎，尺裏以候腹。是知尺居關後為陰，腎與腹中之候也，脈本不浮，今反浮者，蓋由溲便不通，則下焦病室，或傳導不出，或州都不化，濁陰上干，而令脈浮焉。

沉 陰

沉脉。重手按至筋骨乃得。脉經如綿裹砂，內剛外柔。楊氏如石投水，必極其底。

沉脉法地，有淵泉在下之象。在卦爲坎，在時爲冬，在人爲腎，又謂之石，亦曰營。太過則如彈石，按之益堅，病在外也。不及則氣來虛微，去如索者，病在中也。脉訣言，緩度三關，狀如爛綿者，非也。沉有緩數及各部之沉爛綿乃弱脉非沉脉也。

釋義。沉者乃浮之對，深潛至骨，重按始見。越人所謂，按之至骨，舉之來疾者也，亦即重如十五菽之意。其脉之来，浮取中取皆無，附骨始得。古謂肥人責浮，瘦人責沉，似言肥人之脉應沉，然肥人之沉，只是較瘦人之浮略隱而已，非真沉之至骨者也，是亦不可不知。

体狀詩。水行潤下脉来沉，筋骨之間耎滑勻。女子寸兮男子尺，四時如此號為平。

釋義。水性就下，而腎主之，腎位最卑，故沉為腎脈。沉脈在人為腎，在時為冬，腎屬水，旺於冬，冬脈略沉，乃當令王脈，故亦為平人。詩云女子寸脈應沉，男子尺脈應沉，歷試未為盡然，以瀕湖之明，豈昧于此。蓋此言男女者，是以男女為夏冬之代號，張世賢注難經曾有是言。

相類詩。沉帮筋骨自調勻，伏則推筋着骨尋。沉細如綿真弱脈，弦長實大是牢形。

沉行筋間，伏行骨上，牢大有力，弱細無力。

釋義：伏亦深潛之義，但伏則若現若隱，隱約難尋，須推筋着骨始得，且常在尺部，牢上寸闕，不似沉脈重按至骨三部均有，顯然應指，以此爲別。弱則綿爽無力，牢則弦勁（搏）指，尤易辨認。

主病詩：沉潛水蓄陰經病，數熱遲寒滑有痰，無力而沉虚與氣，沉而有力積并寒。

寸沉痰鬱水停胸。主中寒痛不通。尺部濁遺和洩利。腎虛腰及下元痌。

沉脈主裏，有力裏寔，無力裡虛。沉則為氣，又主水蓄。沉迟痼冷。沉数内热。沉滑痰食。沉濇氣郁。沉弱寒热。沉緩寒濕。沉緊冷痛。沉牢積冷。

釋義。沉為陰脈，故主水蓄于裡及三陰諸病。热性急，故脈數。寒性緩，故脈遲。有痰者每氣戱生热，故脈滑。無力者，中氣虛弱，脈氣不得鼓舞也。有力者，裡有積寒，剋勁之氣搏擊於經隧也。

胸中寒鬱水停，宗氣閉塞，則寸沉。裡有寒痛，中陽遏伏，則關沉。至于遺泄淺利，腎虛腰損，皆由坎德先慾，下元不能上應於尺，則尺脈必沉矣。

遲 陰

遲脈，一息三至，去來極慢。脈經

遲為陽不勝陰，故脈來不及。脈訣言：“重手乃得，是有沉而無浮。一息三至，甚為易見。而曰‘隱隱’，曰‘狀且澀，是濇脉矣。其謬可知。

釋義。迟者乃数之對。迟脉見者，證多屬寒。原為寒之性緩，經氣失溫則行慢，故迟。但勿論臟腑經絡，一有壅塞，大氣環周困阨，脉亦變迟。故暴傷飲食，久積老痰及溼痰流涯等症，亦每有迟脉見者，固不可沽沽於一寒字也。

体狀詩。迟來一息至惟三，陽不勝陰氣血寒，但把浮沉分表裡，消陰須益火之源。

釋義。陽不勝陰，則陰有餘而陽不足，治當從溫，是益其不足而損其有餘也。然浮遲表寒，溫散為先；沉遲裡寒，溫補是務，固不可混。惟溫之而不溫，則其人非徒寒盛，而火亦將滅矣。王太僕云，熱之不熱，是無火也，法當益火之源，庶可消其陰翳，際此之時，舍桂附地黃，而專恃薑萸參朮，未見其可也。

相類詩，脈來三至號為遲，小駃於遲作緩持。遲細而難知是濇，浮而遲大以虛推。

三至為迟，有力為緩，無力為濇，有止為結，迟甚為敗，浮大而㬰為虛。黎氏曰：迟小而實，緩大而慢，迟為陰盛陽衰，緩為衛盛營弱，宜別之。

釋義：緩脉四至，人皆知之，但此只從至數上言其率，而學者應从形象上求其神。蓋緩者為和緩優游之義，無太過，無不及，是胃氣也。迟细而難，固是濇，但濇者不流利也，凡往來艱難，如輕刀刮竹，即是濇，決不能徒泥细迟二字。虛者空㬰無力之象，脉經云：迟大無

而耎，按之無力，隱指豁豁然空。此云迟而浮大之説

皆兼迟字，似太拘。須知数與緩俱可兼虚，不独迟脉

为然也。

主病詩。迟司臟病或多痰，沉痼癥瘕仔细看，有

力而迟为冷痛，迟而無力定虚寒。

寸迟必是上焦寒，關主中寒痛不堪。尺是腎虚

腰腳重，便溲不禁疝牵丸。

迟脉主臟，有力冷痛，無力虚寒。浮迟表寒，沉迟

裡寒。

釋義。臟病屬陰，痰能滯氣，故令脈遲。沉痼癥瘕，皆能壅塞臟腑經絡之氣，故脈亦見遲。至於冷痛則為寒積，寒性雖緩，而氣則剛，為有餘，則脈見有力。非若虛寒之人，陽衰氣弱，無力鼓蕩，為不足，故令脈來無力也。

上焦乃寸所主，寒則宗氣衰微。關主中焦，寒則氣凝陽困。尺主下焦，腎虛腰腳沉重，溲便不禁，疝痛睾丸，皆由下元不滥，阳微阴盛，故皆使脉迟。但脉来能满三部，动则皆动，未有此动而彼停者。其至数三部皆同，焉能截然分别？而古人每举一部或两部云数云迟，究何意欤？盖所举者亦只是较他部略为显露已尔，非真有独特之异也。由此推想，岂第迟数为然，即缓与紧、滑与涩等，未始不然也。

数 阳

数脉，一息六至。脉经　脉流薄疾。素问

数为陰不勝陽，故脉太過。浮沉迟数，脉之綱領，素问脉經皆为正脉。脉訣立七表八裡而遺数脉，只歌于心臟，其妄甚矣。

釋義。数者，乃迟之對。数脉見者，病多屬热，原为热之性急，經氣得热則行速，故数。然臟腑筋骨之内，沉寒冱结，真陽浮動，及胸膈之間停痰宿食，其人息促氣高，亦每令脉数。更有運動之后，忿激之頃，以致脈流薄疾者，亦不斷見。是数脉未可全为热諦也，學者審之。

体狀詩。數脉息間常六至，陰微陽盛必狂煩，浮沉表裡分虛實，惟有兒童作吉看。

數而弦急為緊，流利為滑。數而有止為促，數甚為疾，數見關中為動。

釋義。緊以形狀論，數以至數言，緊脉特具有一種急驟之象者也。促脉數而時止，時字須重看，謂止無定時也。不似代脉之止有定數。動則只見關中上不至寸，下不至尺，其厥厥動揺之状，似数，而尺寸皆無，非必数也。

主病詩。数脉為陽热可知，只将君相火来医，實宜凉瀉虚温補，肺病秋深却畏之。

寸数咽喉口舌瘡，吐红欬嗽肺生瘍。當関胃火或肝火。尺属滋陰降火湯。

数脉主腑，有力實火，無力虚火。浮数表热，沉数裡熱。氣口数實肺癰。数虚肺痿。

釋義。君火相火，皆使脈數，此僅就七情內傷者言也。若夫六淫外邪，靡不可化為熱，使脈變數，是為賊火，與內傷者大相逕庭矣。寔者，數而有力也。虛者，數而無力也。涼瀉，即驅之除之之意，經云：熱者寒之，是也。溫補，即安之養之之意，經云：甘溫除大熱，是也。數脈主火，肺屬辛金，王於秋，當令而氣不王，反見剋賊，故可畏。

上焦為寸所主，不但上部癰瘍等能使寸數，舉凡上焦熱症，皆能使寸數。胃脘位於中焦，有火則關脈數，而脾麗於胃為己土，胆附於肝為甲木，言胃言肝，而脾与胆即在其中。下焦有火，而尺應之，則脈數，是火易傷真陰，緣真陰者，乃腎中天一之氣，不可傷也。傷之則根本動搖，故降火湯中宜佐以滋陰之品，治從本也。但下焦濕熱，亦每令脈數，降火猶必可，滋陰則或不可也。

滑陰中陽

滑脉。往来前却，流利輾轉，替替然如珠之應指。

脉經 漉漉如欲脫。

滑為陰氣有餘，故脉来流利如水。脉者，血之府也。血盛則脉滑，故腎脉宜之。氣盛則脉濇，故肺脉宜之。脉訣云，按之即伏，三関如珠，不進不退，是不分沉滑浮滑尺寸之滑也，今正之。

釋義。滑者，乃濇之對。前者，進也。却者，退也。前却者，為欲進欲退之象也。替替滔滔不絕之意。漉漉滚滚相連之貌。如珠歘脱者，乃極形其流利也。滑伯仁曰，滑者，不濇也，往來流利，如盤走珠，脉之所以滑者，為血氣俱盛，渟蓄經脉，以鼓血府，鼓蕩逾恒也。原註第言血盛則脉滑，氣盛則脉濇，似言滑脉只是血盛，而氣不盛，濇脉只是氣盛，而血不盛，學者於此等疑似處最宜悉心。應知脉之滑者，血盛而氣亦盛，緣氣為血帥，血為氣應故尔。若血盛而氣不盛，則脉緩矣。按太陽中風脉浮緩，為營弱衛强。營弱者，乃血中專精之营被風所傷，正氣不足也，非血之真弱者。衛強者，為氣中慓悍之衛，因風所中，邪氣有餘也，非氣之真強者。至于血不盛而氣盛，則亦有之，以血有質而氣無形，無形之氣盛，可以如橐籥鼓於經而有質之血衰，則不可以波瀾相應也。然則，脈安虛大矣。

体狀詩。滑脈如珠替替然，往来流利却还前。莫将滑数为同類，数脈唯看至数間。

滑則如珠，数則六至。

釋義。滑脈與數脈每常並見，故詩內獨點出之。原爲數脈見者，其人血氣多熱，熱性急，經氣之流行也亦急，則令脈數。且數爲者[热]，多有痰血食積爲之援，故滑每隨數見，只要看到流利如珠，併兼一息六至，則爲滑數；不兼他脈，則單名滑脈。

主病詩。滑脈爲陽元氣衰，痰生百病食生災，上爲吐逆下蓄血，女脈調時定有胎。

寸滑膈痰生嘔吐，吞酸舌強或欬嗽。當關宿食肝脾熱。渴痢㿗淋看尺部。

滑主痰飲，浮滑風痰，沉滑濕痰，滑數痰火，滑短宿食。脉訣言，關滑胃寒，尺滑臍似冰，與經言關滑胃熱，尺滑蓄血，婦人經病之旨相反，其謬如此。

釋義。痰食內蘊，則臟腑氣熱，熱則鼓蕩，故脉滑。但亦有痰食初聚，尚未化熱，只是壅塞氣機，反使脉濇者，不可不知。病在胸膈以上，裡氣抗拒，邪正相搏於上，此吐症也，其人必在欲吐止吐之際方見滑脉，非謂患吐逆者吐聲逆止而脉滑也。下焦蓄血則氣熱，脉固可滑，審為蓄血，則桃仁承氣抵當湯丸可以選用也。然，亦有水熱濕熱之症脉亦可滑，自非五苓四苓豬苓八正等鮮克有濟也。脉調者，謂三部九候皆調匀也，女人之脉調，更當包括經水而言，經水亦血之屬，女人脉調，謂脉來既平，而素昔汛期亦準，今脉氣調和，再加流利之象，即可斷為胎候，以胚胎亦蓄血之類也。舉要云，滑疾不散，胎必三月。

膈上有痰欲生嘔吐，則上焦氣盛熱生，故滑見寸部。呑酸者病雖在中焦，而氣則逆于上，舌胎多為上焦痰寔，欬嗽每為肺家多痰，故寸亦滑。此皆指上焦而言。食入中焦則熱氣漸盛，熱滛肝脾則中焦偏寔，故當關見滑。腎主五液，腎熱則渴生，痢為熱毒在下。癩即陰(囊)腫痛堅硬之症，《修園》曰："癩疝礦痲。"經言丈夫陰器連少腹急痛，從經所言，蓋即外科所稱卵癰者，未諗是否。淋為小便濇痛渾濁，以上均為下部濕熱，故尺部脈來澀滑也。

濇 陰

濇脈細而遲，往來難，短且散，或一止復來。脈經 參伍不調。素問 如輕刀刮竹。脈訣 如細雨沾沙。通真子 如病蠶食葉。

濇為陽氣有餘，氣盛則血少，故脈蹇滯，而肺宜之。脈訣言，指下尋之似有，舉之全無，與脈經所言全不相干。

釋義。濇者，乃滑之對，謂脉行艱蹇也。參三也，伍五也，參伍者，約言其至數也。不調，即不一致之意。就中以"輕刀刮竹"、"病蠶食葉"形容濇象最洽。脉濇原為血少，原註言，氣盛則血少，故脉濇，須斟酌。瀕湖只是本諸素問而言，蓋脉之濇者，陽氣必不有餘也。設有餘，脈變虛大矣。又曰：肺病宜之，何也？蓋肺主氣，多氣則少血，寄王於秋，方當夏洪始去，脉見毛浮，比之於洪，則有濇象，非真往來艱難者也。又如肺病金虛，總忌洪数諸脈，畏火刑也，故脈宜濇，則脉病相應矣。如此解之，才見貼切。

体状詩。细遲短濇往来難，散止依稀應指間，如雨沾沙容易散，病蚕食葉慢而艱。

釋義。四句皆極形其偃蹇艱難之象，爲氣血俱少之徵，然細味之，總覺有一種過於纖弱衰敗之象，要知停痰積食諸疷，初得者每見濇而有力也。

相类詩。參伍不調名曰濇，輕刀刮竹短而难。微似秒芒微耎甚，浮沉不別有無間。

細遲短散時一止，曰濇。極細而耎，重按若絕，曰微。浮而柔細曰濡。沉而柔細曰弱。

釋義。微者，小之甚也，細之極也，有依稀輕細若有若無之態，其往來之難近乎濇，不言可喻，故點出之。戴同父曰：脈來蹇濇細而遲，不能流利圓滑者，濇也，與滑相反。微濇對比而觀，則濇脈明顯易見，微脈模糊難尋矣。

主病詩。濇緣血少或傷精，反胃亡陽汗雨淋，寒濕入營爲血痺，女人非孕即無經。

寸濇心虛痛對胸。胃虛脇脹察關中。尺爲精血俱傷候，腸結溲淋或下紅。

濇主血少精傷之病，女子有孕爲胎病，無孕爲敗血。杜光庭云，濇脉独見尺中，形散同代，爲死脉。

釋義。血少精傷，其陰已耗，反胃亡陽，其液已竭，其症爲虛爲不足，脉必無力而濇。至若寒濕入營血痹之候，是為濕阻，脈流有碍，其症為實為有餘，脈必有力而濇矣。女人子室乍凝，血氣初結，難以鼓蕩經脈，故濇然，亦要在兩月之内，過此則不見矣。但孕脈見濇，究屬不多，仲景云，婦人得平脈，陰脈小弱，其人渴不能食，無寒熱，名妊娠，或者小弱即濇耶。無經當分虛實，虛者血海乾枯，脈来不濇何待，若血實症，則脈不定濇矣，即使見濇，亦必濇而有力。

血虛心痛病在上，故寸濇。此言胃虛，當是胃液乾枯，腸脹當是肝氣郁结，液枯氣结，病在中，故閟濇。腎居下，藏精血，海亦在下，腸结，大腸乾燥不通也。澀淋，小便热结濇痛澤泄也，下紅亦屬淋症，下焦~~津~~精血液俱傷，津液枯槁，以及热结不通，則尺應之而濇矣。

虛 陰

虛脉遲大而奐，按之無力，隐指豁豁然空。脉經 崔紫虛云，形大力薄，其虛可知。脉訣云，尋之不足，舉之有餘，只言浮脉，不見虛狀。楊仁齋云，狀似柳絮，散漫而遲。滑氏言，"散大而耎，"皆是散脉，非虚也。

釋義。虚者，乃實之對，大耎無力四字形之盡矣，冠一迟字似贅，反滋人惑，果尔，則脉数者，必無虚症乎。但古人運筆，不無煞費匠心，而於明顯處更會經營慘淡。想該迟字，或是抽形借象，以示脉狀鬆懈，不能振作者也。不敢闕疑，願質明者。隱指，即没指之意。豁豁者，大而空也。脉之虚者，固由血虚，然氣亦不實。設令血虚氣實，則脉其革乎。或问曰，氣動脉應，虚脉既為大耎無力，而氣虛者則脉應微矣，今反見大者，經隧之中，究有何物鼓之耶。曰氣虛之人，臟中真氣浮動，不能恬靜安謐，其鼓蕩於脉也，使之成大，不亦宜歟。畢竟氣虽是氣，虛還是虛。

体狀相类詩。擧之遲大按之鬆，脉狀無涯类谷空。莫把芤虛為一例，芤來浮大似慈葱。

虛脉浮大而迟，按之無力。芤脉浮大，按之中空。芤為脱血，虛為血虛。芤散二脉見浮脉。

釋義。舉之按之，即浮取沉取。迟大與鬆，須連貫看，不能截然分開，如單以迟大屬之舉，鬆屬之按，則誤矣。無涯岸谷，形容虛狀甚顯。虛之與芤，確有疑似，但虛脉隱約中有一種洶洶蕩漾之態，芤脉在指下則有一種塌陷扁癟之情，須细别之。或謂芤脉浮取之有，沉取之亦有，中取則無，有似鑿。

主病詩。脉虛身熱為傷暑，自汗怔忡驚悸多，發熱陰虛須早治，養營益氣莫蹉跎。

血不營心寸口虛。闊中腹脹食難舒。骨蒸瘘痹傷精血，却在神門兩部居。

經曰，血虛脉虛。曰，氣來虛微爲不及，病在内。曰，

久病脉虛死。

釋義。或又問曰，脉虛爲氣血皆虛，然矣。而經言暑傷氣，不知氣既爲暑所傷，亦將浮動不歸乎，不然脉何以能大。曰，是須又作别論，要知傷暑即是傷熱，且詩中也明言身熱，金匱謂之中暍，脉之所以大者，

熱為之因，脈雖實而無力，焉得不大耶。汗為心液，暑邪入心，逼液外出則汗。怔忡驚悸者，心液虛而熱擾之，使神不甯也。營虛養營，氣虛益氣，治從本也。

心居上，主血，候在寸，血不營心，則經脈疎，故寸脈虛。脾居中，主消磨水穀，候在關，土弱則無力散精，故關脈虛。神門為尺，腎脈所主，腎為先天生氣之本，性命之根，秦越人所謂諸神精之所舍也，故有是稱。兩尺脈虛，腎其憊矣，故骨蒸瘻痹等陰虛之證見焉。

實 陽

實脈浮沉皆得，脈大而長微弦，應指愊愊然。脈經

愊愊，堅實貌。脈訣言，“如繩應指來”，乃緊脈，非實脈也。

釋義。實者，乃虛之對，為氣血充盛之候。凡人臟腑之盛衰，有諸內必形諸外，如影隨形，如響應聲，不可假也。然則，實脈既為氣血充盛之候，正氣之旺可

知，其人宜無病矣，何以又有主病之說。曰，是又不然，無病之人，其脈必緩，緩有中和之象，緩雖不虛，究非適宜，適宜則病。今既命名曰寔，寔則寔而過矣，不及固可為病，太過寧不為病乎。

体狀詩。浮沉皆得大而長，應指無虛愊愊強，熱蘊三焦成壯火，通腸發汗始安康。

釋義。浮取沉取皆得，除浮沉本脈及牢革濡弱與伏等不論外，餘多浮沉可得，未足形容寔脈。脈大而長，長與洪合則成，亦未足以形容實脈。只有浮沉皆得，脈大且長，再加上愊愊堅實，方能將實脈刻畫出來。火之爲物，有形無体，假物則燃。熱蘊成火，必有實質之物爲之基，是故壯火之病，每多胃實，去其實，則火自熄。去實即是通腸，釜底抽薪法也。發汗二字，須費推詳，所謂發汗者，殆言通腸之后，陽退陰回，津液來復，而汗自發，非用藥發之之謂，讀時亦該與通腸二字連貫。若誤認爲通腸與發汗是兩回事，通是通，發是發，二者都憑藥為，豈有熱蘊三焦，已成壯火之裡實證，可行發汗之理。經雖有体若燔炭，汗出而散之訓，亦只是說表熱過甚，汗之則[耶]從外解也。名人一言，禍福繫之，可不慎歟。

相類詩。實脉浮沉有力強。緊如彈索轉無常。須知牢脉幫筋骨，實大微弦更帶長。

浮沉有力為實。弦急彈指為緊。沉而實大，微弦而長為牢。

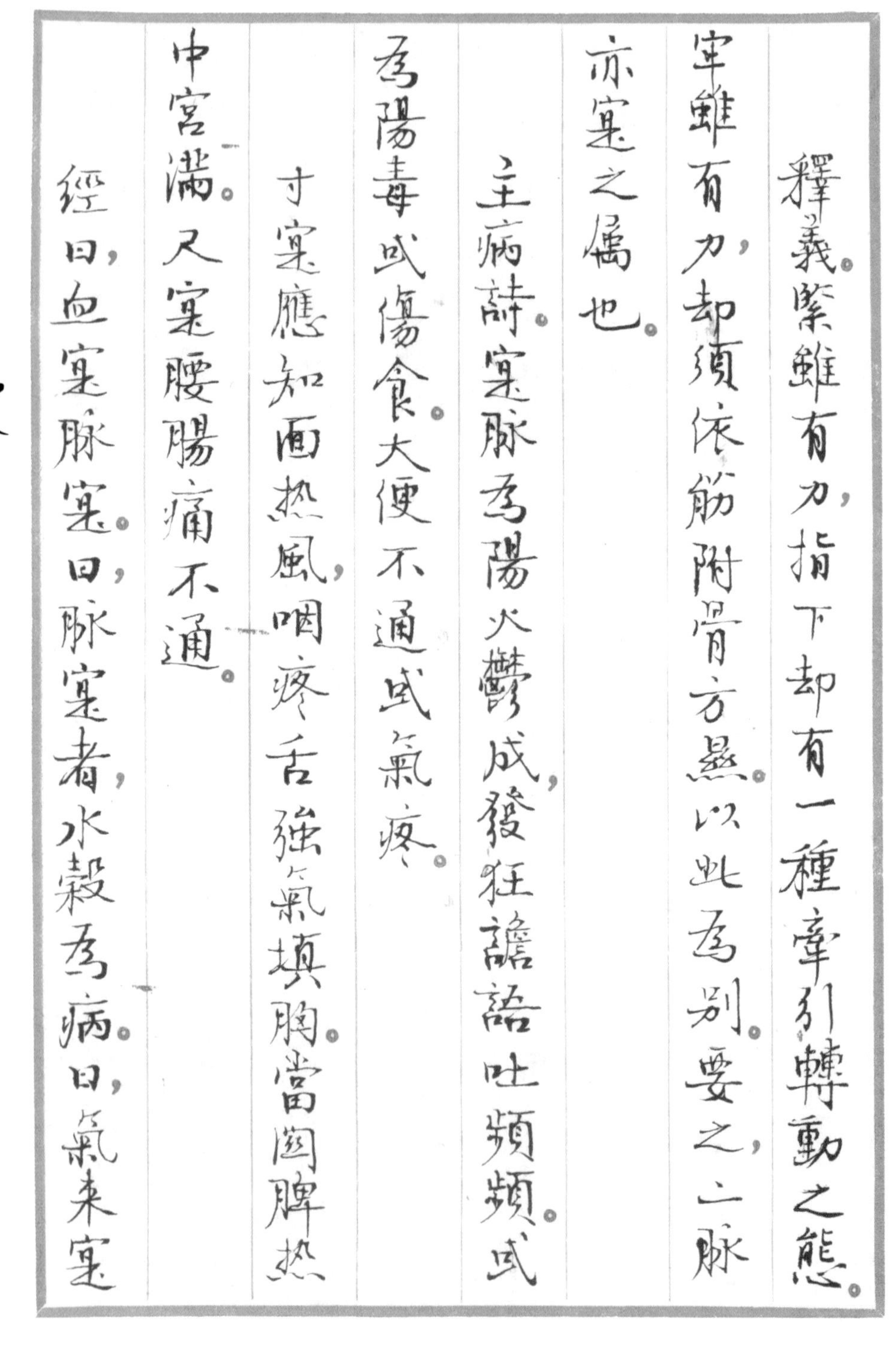

釋義。緊雖有力，指下却有一種牽引轉動之態。牢雖有力，却須依筋附骨方顯。以此為別，要之二脉亦實之屬也。

主病詩。實脉為陽火鬱成，發狂譫語吐頻頻。或為陽毒或傷食。大便不通或氣疼。

寸實應知面熱風，咽疼舌強氣填胸。當關脾熱中宮滿。尺實腰腸痛不通。

經曰，血實脉實。曰，脉實者，水穀為病。曰，氣來實強，是謂太過。脈訣言"尺實小便不禁"，與經尺實小腹痛小便難之說何反？潔古不知其謬，認為虛寒，藥用薑附，愈誤矣。

釋義：發狂譫語，郁火已甚。吐逆頻頻，上焦熱實。二證火之象也。陽毒火盛，傷食氣盛，大便不通，胃熱上證火之因也。獨有氣滯一證，非象非因，氣痛有實有虛，有寒有熱，有何種之因，就有何種之象，不能但稱氣也。如只但以氣稱，亦只可調之理之，使底於平而已，未聞可行涼瀉者。斯氣者，未可遽作實證論也。

頭面風熱，咽疼舌強，氣實填胸，實在上脘，熱中滿，實在中。此寸關之所以實也。腰腸者，腎和小腹之處，痛閉不通，下焦病實矣，故尺脉實。

長陽

長脉。不大不小，迢迢自若。朱氏 如揭長竿末梢爲平，如引繩，如循長竿爲病。素問

長有三部之長，一部之長。在時爲春，在人爲肝。

心脉長，神強氣壯。腎脉長，蒂固根深。經曰：長則氣治。皆平脉也。

釋義。長者，乃短之對，有太過之義，主病有餘。過，長也。如揭長竿末梢者，言其柔和也。如循長竿者，言其強勁也。原註言，長有一部之長，宜究，應知詳得一部之長，第就本部言之，可也。若統三部而言，豈不短乎，而短脉果何謂耶。又言心脉長，神強氣壯，腎脉長，蒂固根深，宜玩，切不可率尔謂心肺即是寸，腎脉即是尺，又犯以短為長之病。蓋心脉之長，其長與血脈相得，六菽之重也。腎脈之長，其長與骨幾乎十五菽之重等也。作如是解，方不使古人納悶。

体狀相類詩。過於本位脈名長，絃則非然但滿張，絃脈與長爭較遠，良工尺度自能量。

實牢絃緊，皆兼長脈。

釋義。過於本位，言其長度逾恆也。凡診脈長短之道，應視人之長短，以意等之。長人下指宜疏，短人下指宜密，務求與脉体相稱，斯為合法。絃亦迢迢，故與長類。但長之迢迢自若，不似絃之迢迢勁張。絃脉之長，不越三部，長脉之長，有上魚入澤之勢，此為異耳。

主病詩。長脉迢迢大小勻，反常為病似牽繩，若非陽毒癲癇病，定是陽明熱勢深。

長主有餘之病。

釋義。大小勻者，言不大不小也。脉雖大小均勻，但既長矣，則有病焉，其人質雖無病，而氣則偏寔，既寔矣，則亦病焉，不過不為患耳。假使再進而強如引繩，則更寔矣，是以主陽毒癲癇及陽明寔热。按癲癇屬陰。癲者顛也，故名癲，經謂重陰者癲，其症喜笑不常，顛倒錯乱，長期難愈。癇亦陰屬，癇者間也，因其時發時止，故名癇，其症猝然倒仆，口吐涎沫，食頃乃甦。二症既皆屬陰，則偏虛者多，其非陽热可知。然二症確有長脈，以有痰為之援也。但詩中以癲癇與陽毒併論，看來總覺陽寔為患，使人見不到，虛處亦是文章遺憾。

此處不分言三部者，正以長脉不可割截也。

短陰

短脉不及本位。脉訣：應指而迴，不能滿部。脉經戴同父云，"短脉只見尺寸，若關中見短，上不通寸，下不通尺，是陰陽絕脉，必死矣，故關不診短。"黎居士云，"長短未有定體，諸脉舉按之時，過於本位者為長，不及本位者為短。長脉屬肝，宜於春。短脉屬肺，宜於秋。但診肝肺，長短自見。滑氏云"短脉兩頭無，中間有，不及本位，乃氣不足以前導其血也。"

釋義。短者，乃長之對，有不及之義，主病不足。不及本位，言其短於平時也。滿部，滿三部也。滑伯仁謂"短脉兩頭無，中間有，不及本位，氣不足以前導其血也。"原註引戴氏闗不診短之説，宜商。試問短見闗中，與動脉上不至寸，下不至尺，果有何異，所可異者，亦只是動脉有數而厥厥動揺而已，若此言之，短脉之在关者，再加上数而厥厥动摇，即名动，不数而无厥厥动摇者，则第名短矣，短动之别，顾在此乎。然则，动脉亦仅是短脉兼数而已，动摇而已，何以一为阴阳绝脉，一只主动痛与惊，相判若云泥耶，尚希明者鉴诸。按戴氏之说，亦本自伤寒论平脉法，但平脉法篇中之语，间有与仲景口气不合之处，故后人有评为非仲景原文，直指为王叔和所为者。

体状相类诗。两头缩缩名为短，涩短迟迟细且難。短濇而浮秋喜見，三春為賊有邪干。

濇微動结，皆兼短脈。

釋義。兩頭縮縮者，上不滿寸，下不滿尺也。濇短遲遲玄者，言濇脈必兼短迟细難之狀，所以不同於短也。秋脈毛浮，有短濇之象，肺之王脈也，肺以秋王，故脈宜之，以得應時之令脈也。至春則肝脈用事，玉機真臟論曰，"春者肝也，東方木也，萬物之始生，故其氣來耎弱輕虛而滑，端直以長，故曰弦。"應弦不弦反見短濇而浮，則肝病矣，以得非時之賊脉也。

主病詩。短脉惟於尺寸尋，短而滑數酒傷神，浮為血濇沉為痞，寸主頭疼尺腹疼。

經曰，"短則氣病，"短主不及之病。

釋義。短脉惟於尺寸尋者，本戴同父啟不診短之說也。酒之為物，性熱体濕而氣烈，汪訒庵曰，"過飲傷神耗血，損胃灼精，動火生痰，發怒助慾，易生濕熱之病，"故傷酒之人每多痰熱，血耗，脉變短而滑數。血濇則經脉不充，不能與衛氣偕行，濇分肉而寔腠理，則脉見浮短矣。痞爲氣着於裡，偏虛者多，裡氣既虛且着，則脉見沉短矣。寸短，即下不至關，蓋越人所謂上部有脉，主邪寔於上。其頭痛者，毋乃邪干巔頂耶。尺短，即上不至關，蓋越人所謂下部有脉，其主腹疼者，毋乃邪結在下，裡氣不得上通耶。

洪陽

洪脉。指下極大。脉經來盛去衰。素問來大去長。

通真子

洪脉在卦為離，在時為夏，在人為心，素問謂之大，亦曰鈎。滑氏曰：來盛去衰，如鈎之曲，上而復下，應血脉來去之象，象萬物敷布下垂之狀。詹言："舉言如環珠者，非。"脉訣言："季夏宜之，秋季冬季發汗通腸，俱非洪脉所宜，蓋誤也。

釋義：洪者，乃微之對。來，指脉自裡出表；去，指脉由表還裡。洪為盛大之貌，如洪水之洶洶洄洄也。其山甫曰，"洪猶洪水之洪，脉來大而鼓也。"張景岳云："洪大而實，舉按皆有餘。""鈎者，帶鈎也，有累累如連珠之象。"洪脉應夏，玉機真藏論曰，"夏脉者心也，南方火也，萬物之所以盛長也，故其氣來盛去衰，故曰鈎。"蓋洪者名雖有水之象，而實則為火之徵，鈎之為義，正如木之垂枝布葉，盛長於夏者也。

体狀詩。脉來洪盛去還衰，滿指滔滔應夏時，若在春秋冬月份，升陽散火莫狐疑。

釋義。滿指滔滔，正形其來盛去衰之象。洪為夏令應時王脉，若見於其他部三季，則均為太過，而火鬱矣。經曰："火鬱發之"，故治從升散。然火之為物，得風則炎，得水則滅，鬱者升散固宜，若已勢成燎原，仍行升散，詎不成崑崗之禍乎，斯則清瀉之法有不可偏廢者也。

相類詩。洪脉來時拍拍然，去衰來盛似波瀾。欲知定脉參差處，舉按絃長愊愊堅。

洪而有力為實，實而無力為洪。

釋義。拍拍，強盛衝擊之貌，言洪脉之氣勢也。實與洪似，故特點出以示范。原註洪而有力為實，頗近於理，實而無力為洪，則令人模糊矣。殆實者即有力也，無力即不實矣，兩者不可並見，今措辭若此，豈不自相矛盾乎，以予孤陋，真百思而不得其解。

主病詩。脉洪陽盛血應虛，相火炎炎熱病居，脹滿胃翻須早治，陰虛洩痢可躊躇。

寸洪心火上焦炎，肺脉洪時金不堪。肝火胃虚

關内察，腎虚陰火尺中看。

洪主陽盛陰虚之病，泄痢失血久嗽者忌之。經

曰：「形瘦脉大多氣者死。」曰：「脉大則病進。」

釋義：陽盛則爍陰灼液，而血虚矣，當此之時，非

特相火炎炎，而君火亦將赫爔。至真要大論曰：「諸逆

衝上，皆屬於火；諸腹脹大，皆屬於熱。」脹滿胃翻者，火

熱使之然也。胃翻即食不得入，王太僕云：「食不得入，

是有火也。陰虛淺痢，下元已虧，真水將涸，脉宜细小，今反見洪，則火盍熾而陽盍亢，坎不濟離，人其殆焉。

心火炎上則左寸洪，心火自焚也。至若右寸見洪，則金被火刑也。肝火左關見洪，胃火右關見洪。此言胃虛者，謂胃家陰液虛也，蓋即膈症。腎虛陰火，則坎離失其承制，水將涸流矣，腎在下，故尺中見洪。

微陰

微脉。極细而實，按之如欲绝，若有若無。脉經细

而稍長。戴氏

素問謂之小。又曰，氣血微，則脉微。

釋義。微者，乃洪之對。滑伯仁曰，"微者，不顯也，依稀輕细，若有若無，為氣血俱虛之候也。"極细者，细之極也，則比细脉细小，可知。如欲绝，若有若無，皆形其微形可憐之象。

体狀相類詩。微脉輕微瀲瀲乎，按之欲绝有如無。微為陽弱细陰弱，细比於微略較粗。

輕診即見，按之如欲絕者，微也。往來如線而常有者，細也。仲景曰，脈潎潎如羹上肥者，陽氣微，脈縈縈如蛛絲細者，陰氣衰，長病得之死，卒病得之生。

釋義。潎潎，喻輕美依稀也。潎字，說文謂水中擊絮也。意即仲景所言如羹上肥者歟。微為陽弱，細陰弱，陰陽二字不可泥，此為詩中之互辭，凡細微之脈，陰陽皆弱，不過在微甚之差而已。素問言，氣血微則脈微，則微非陽弱，益可見矣。即仲景潎潎陽微，縈縈陰衰云云者，亦是舉此概彼之互文，亦細玩自得。

主病詩。氣血微兮脈亦微，惡寒發熱汗淋漓。男為勞極諸虛候，女作崩中帶下醫。

寸微氣促或心驚。關脈微時脹滿形。尺部見之精血弱，惡寒消癉痛呻吟。

微主久虛血弱之病，陽微惡寒，陰微發熱。脈訣言，崩中日久為白帶，漏下多時骨木枯。

釋義。經曰，陽在外，陰之使也，陰在內，陽之守也。

陽微陰無以使，則惡寒，陰微陽無以守，則發熱，陰陽俱微，則營衛空踈，而汗出不時矣。勞極諸虛，則氣血兩極，崩中帶下，則陰陽俱傷，皆見微脉。

氣促者，氣不足息也，心驚者，血不營臟也，病在上，故寸微。關微而脹滿者，中陽虛餒。尺微而消癉者，下元虧竭。消，指下消，飲一溲一，小便如膏者也，症為津枯液涸。癉，說文言勞病也，此言消癉者，蓋謂患下消之人，陰虛勞損也。又脉要精微論，"癉成而消中，"王註謂癉，濕熱也，熱積於內，故變消中，按消中即內經多食溲數之症，蓋即中消，是指胃熱消穀之癉病已成，非謂精血虛弱之下消症也。靈樞五變篇又曰，怒則氣上逆，胸中蓄積，血氣逆流，留髖皮充膚，肌血脉不行，轉而為熱，熱久則消肌膚，故為消癉，蓋亦指多食溲數之中消症也。

緊陽

緊脈。往來有力，左右彈人手。素問 如轉索無常。

仲景 數如切繩。脉經 如紉箄線。丹溪

緊乃熱為寒束之脉，故急數如繩，要有神氣，素問謂之急。脉訣言，寥寥入尺來，崔氏言，如線，皆非緊脉。或以浮緊為弦，沉緊為牢，亦近似耳。

釋義。緊者，乃緩之對，有收束勁張之象。數如切繩之數字，是諭其脉來急驟之狀，非遲數之數。如紉箄線狀其緊張也。按緊之與弦頗有難別處，不加細察，常令誤診，因二脉皆有勁張搏指之象。但弦之勁張，端直以長，緊之勁張，左右彈人手，仲景以轉索為喻，直使醫者有對鏡繪形之妙。如丹溪紉綫之說，只可為弦脉寫照耳。

体狀詩　舉如轉索切如繩，脉狀因之得緊名，總是寒邪來作寇，內為腹痛外身疼。

相類詩　見弦實。

釋義　舉切之義，即輕取重取，緊之為病，主寒，主痛。蓋寒則收引，經脉拘束，則脉緊。痛則不通，氣血運急，則脉亦緊。其主病在內者必兼沉，在外者必兼浮。

主病詩。緊為諸痛主於寒，喘嗽風癇吐冷痰。浮緊表寒須發越，緊沉溫散自然安。

寸緊人迎氣口分。當關心腹痛沉沉，尺中有緊為陰冷，定是奔豚與疝疼。

諸緊為寒為痛，人迎緊甚傷於寒，氣口緊甚傷於食。浮緊痛居其肢，沉緊痛在其腹。中惡浮緊，欬嗽沉緊，皆主死。

釋義。緊為諸痛之痛字，清本作病字。緊脈主痛主寒，故喘欬風癇諸症，因於冷痰者，則脈多緊。浮緊表寒，如太陽傷寒之類，發越表寒，非麻黃湯莫屬。沉緊裡寒，如三陰直中之流，溫散裡寒，舍四逆輩奚求。

人迎，左寸脈也。氣口，右寸脈也。按人迎為結喉兩旁動脈，後世以左寸為人迎，大非古訓。靈樞終始篇，持其脈口人迎，是指人迎為結喉兩旁之動脈也。素問經脈別論，氣口成寸，以決死生，是言兩寸皆氣口也，瀕湖之博，焉有不知，知之而仍為是言，蓋徇俗耶。然，左主傷寒，右主傷食，皆歷試而不爽者也。又按活人書，以左手關前一分為人迎，右手關前一分為氣口，亦非。關以候中，緊則腹痛，裡有寒也。按心腹二字不可分開看，古人指中焦，恒言心腹，心腹即腹也，若強分之，未免膠柱矣。奔豚與疝，大多下元陰冷，故人中見緊。

緩陰

緩脈，去來小駛於遲。脈經一息四至。戴氏如絲在經，不卷其軸，應指和緩，往來甚勻。張太素如初春楊柳舞風之象。楊玄操如微風輕颭柳梢。滑伯仁

緩脈在卦為坤，在時為四季，在人為脾。陽寸陰尺，上下同等，浮大而耎，無有偏勝者，平脈也。若非其時，即為有病。緩而和勻，不浮不沉，不疾不徐，不微不弱者，即為胃氣。故杜光庭云："欲知死期何以取，古賢推定五般土。陽土須知不遇陰，陰土遇陰當細數。"詳

玉函經。

釋義。緩者，乃緊之對。其為脉也，和緩悠揚，無過不及，非徒以至數論也。按秦越人曰，呼出心與肺，吸入腎與肝，呼吸之間，脾受穀味也，其脉在中，由未明言至數而一息五至審矣。夫呼出之時，心脉肺脉各一動，吸入之時，肝脉腎脉各一動，呼吸之間，脾脉一動，共五至也，其中間一動，即閏以太息之謂。故素問曰人一呼脉再動，一吸脉亦再動，呼吸定息，脉五動也，五動應乎五臟，是謂平人。然一息四至，何以亦為平人，曰：以四至應四臟，四臟應四時，即春肝夏心秋肺冬腎也，脾無專位，寄王於四季[時之]各十八日，是以四至亦為平人。脈訣言"一息四至號平和，更加一至亦無疴"，是言四至五至皆無愆尤者也。

體狀詩：緩脈阿阿四至通，柳梢裊裊颭輕風，欲從脈裏求神氣，只在從容和緩中。

相類詩，見遲脈。

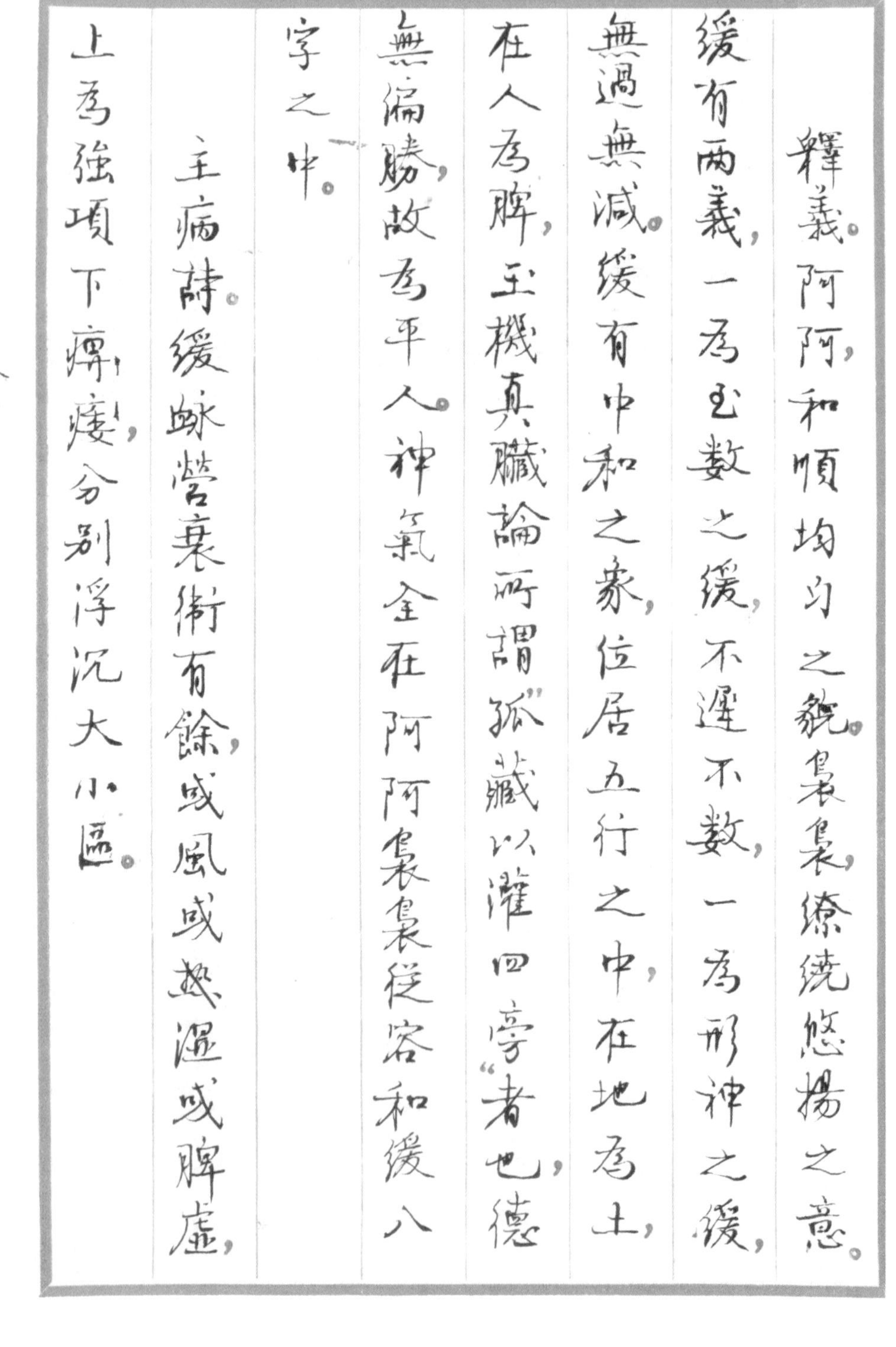
釋義。阿阿，和順均匀之貌。裊裊，繚繞悠揚之意。緩有兩義，一為至數之緩，不遲不數，一為形神之緩，無過無減。緩有中和之象，位居五行之中，在地為土，在人為脾，玉機真臟論所謂"孤臟以灌四旁"者也。德無偏勝，故為平人。神氣全在阿阿裊裊從容和緩八字之中。

主病詩。緩脉營衰衛有餘，或風或熱濕或脾虛，上為強項下痹痿，分別浮沉大小區。

寸緩風邪項背拘。關為風眩胃家虛。神門濡泄或風痹，或是蹣跚足力迂。

浮緩為風。沉緩為濕。緩大風虛。緩細濕痹。緩濇血虛。緩弱氣虛。脈訣言，"緩主脾熱口臭，反胃齒痛夢鬼"諸病，出自杜撰，與緩無關。

釋義。上言緩德無偏，主為平人，應不為病矣，何以又有主病之說，豈不兩相齟齬乎。曰否也，蓋平人之緩，不特有緩之形，尤貴有緩之神，病人之緩名雖有緩之形，而遲則無緩之神矣，安得不病？約其主病之緩，又有他脉來兼者。緩主營衛有餘，蓋即太陽中風之類。傷寒論曰："太陽病，發熱汗出，惡風，脉緩者，名為中風。"又曰："太陽中風，陽浮而陰弱。"陽浮，即衛有餘；陰弱，即營氣衰。風性柔，濕性滯，脾虛則氣濡，故脉皆見緩。上為強項，風邪上干也；下為痹痿，濕氣下着也。浮沉大小者，即緩之兼脉也，依其所兼，斷其所病，則了然矣。

項背在上為陽，故候在寸。風眩者，肝風上旋。胃虛者，中氣内乏。肝胃居中，故候在關。濡泄，澀(傷胃)府也。風祕，燥淫腸間也。蹣跚跛行，艱殆指腳氣，其病或由濕傷血滯，或由燥淫氣虛，以上諸病，皆不外風濕與虛，故脉皆緩，以病在下，故於神門候焉。

芤 陽中陰

芤脉浮大而爽，按之中央空，兩邊實。脉經中空外實，狀若慈蔥。

芤慈葱也。素問無芤名。劉三點云，芤脉何以絕類慈葱，指下成窟，有邊無中。戴同父云，營行脉中，脉以血為形，芤脉中空，脱血之象也。脉經云，三部脉芤，長病得之生，卒病得之死。脉訣言，兩頭有，中間無，是脉斷截矣。又言，主淋瀝，氣入小腸，與失血之候相反，誤世不小。

釋義。徐氏脉訣言，按之即無，舉之來至，旁實中空者，曰芤。張錫三云，芤為草名，其葉類葱而中空，指下浮大而無力者是也，為亡血陰虛，陽氣浮散之象也。夫脈以血為体，以氣為用，失血之人，則血府空虛，故脈見中空也。按原註引脈經三部脈芤，長病得之生，卒病得之死，自是定論，蓋久病之人，氣傷而血以日耗，五臟陰血只能自營，不能遠充經隧，則脈成芤形，雖槁而真未竭，正如草之與木，際秋冬而枝葉枯萎，根本猶存，來春可再發也，故主生。卒病者氣血無虧，芤何以成，蓋由未病之前，臟氣先崩，及病之作也，營氣已竭，正如木本已摧，外雖挺標拔秀，其能滋榮崇朝乎，故主死。然，亦有不盡然者。嘗見久病之人，忽尔嘔血不止，面白氣浮，汗出畏寒，脉來三部俱芤，竟成不起。又見卒病之人，下血成斗，身形虽憊，而神氣未衰，脉來三部亦芤，終無大害。是又事之不可逆億者。

体狀詩。芤來浮大軟如蔥，邊實須知內已空。火犯陽經血上溢，熱傷陰絡下流紅。

釋義。經者，絡之幹也；絡者，經之枝也。正幹曰經，旁枝曰絡，言經即包乎絡，言絡即統乎經。詩中言經置絡，言絡置經，因限於對偶，不便雙舉耳，併非點此略彼，与有所遺也。血上溢者，血從口鼻出也。紅下流者，血從二陰出也。

相類詩。中空旁實乃為芤，浮大而迟虛脉呼。芤更帶弦名曰革，芤為失血革為虛。

釋義。虛近於芤，故首標之。革如鼓皮，有外強中乾之象，形亦類芤，因併舉之。失血與血虛不同，失血為重，血虛為輕。但失血者血無不虛，而血虛者血不必失也。

主病詩。寸芤積血在於胸，關內逢芤腸胃癰。尺部見之多下血，赤淋紅痢漏崩中。

釋義。積血在胸，寸應滑實或濇，今言芤者，蓋言人之或衄或吐，是由離经之血，先積於胸中也，是吐衄者由於積血所致，血既去矣，脉始變芤，若所積之血，来经吐衄而出，則為上焦血實之症，芤何由成。腸癰胃癰，其中焦血化為膿，即同亡血，故關上脉芤，然亦在已潰之后，若在初起，則必不然也。尺以候下，下部失血諸症，均得主之。謹按歷年所見，失血脱血之人，芤脉信有之，但芤則三部均芤，從未見寸芤而關不芤，關芤而尺[寸]不芤者。想寸口三部異診之説，或為古人據理推斷之辭，盖脉來三部不同，除去浮沉大小有無之外，大多不能截然顯別，務在臨證之際會

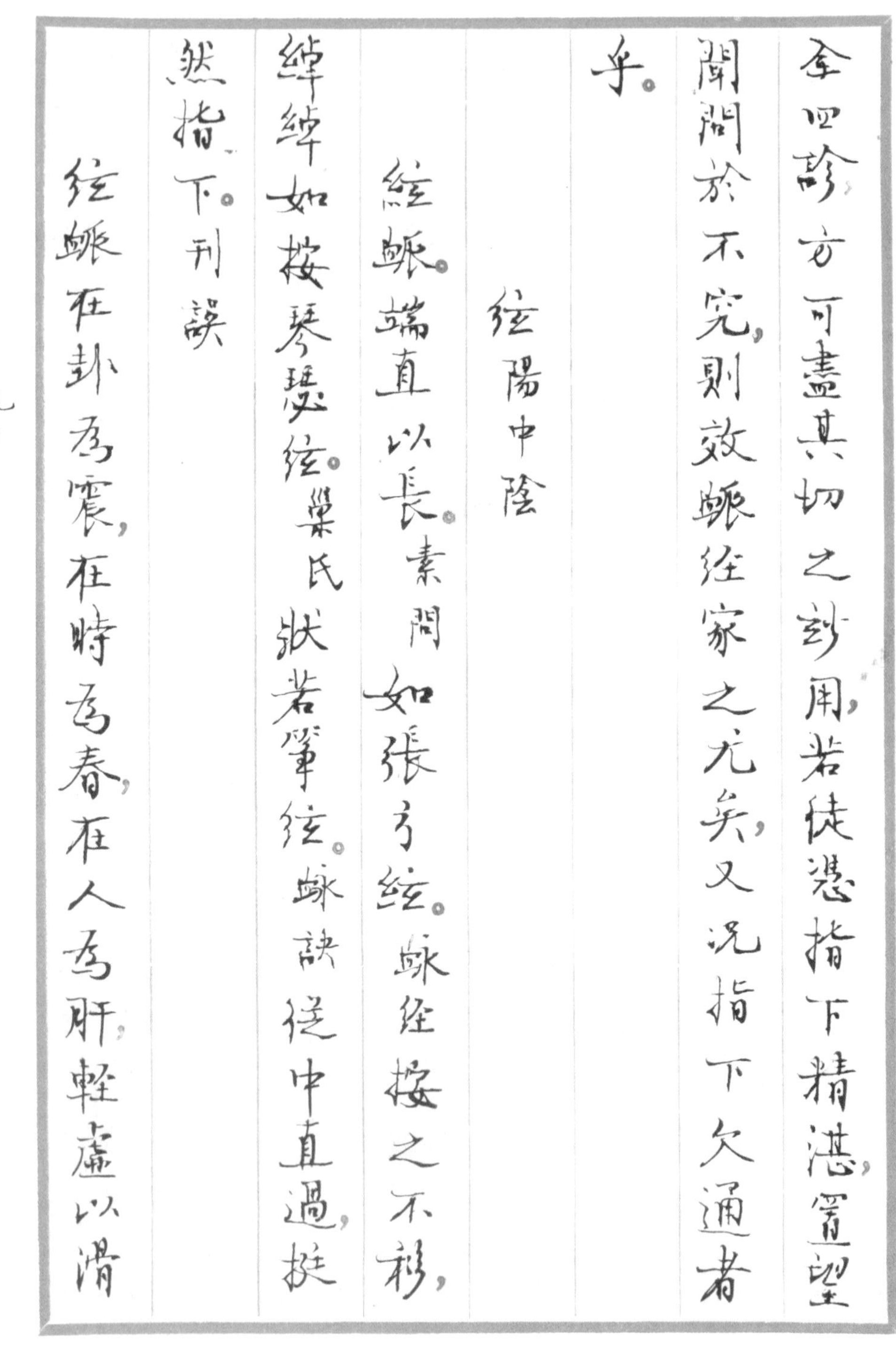
全四診方可盡其切之妙用，若徒憑指下精湛，置望聞問於不究，則致脉經家之尤矣，又況指下欠通者乎。

弦　陽中陰

弦脉。端直以長。素問 如張弓弦。脉經 按之不移，綽綽如按琴瑟弦。巢氏 狀若箏弦。脉訣 從中直過，挺然指下。刊誤

弦脉在卦爲震，在時爲春，在人爲肝，輕虛以滑

者平，滑寔如循長竿者病，勁急如新張弓弦者死。池氏曰，弦緊而數勁，為太過，弦緊而細，為不及。戴同父曰，“弦而軟，其病輕，弦而硬，其病重。”脉訣言，“時時帶數。”又曰，“寸部脉緊一條弦，胸中急痛狀牽繩。”皆非弦象，今删之。

釋義。弦者春脉，東方木也，萬物之所生，雖未有枝葉，而象則和柔伸展，故其氣來軟弱輕虛而滑，端直以長，宛然春和之象也。平人氣象論曰，“平肝脉來，耎弱招招，如揭長竿末梢。

體狀詩。弦脉迢迢端直長，肝經木旺土應傷，怒氣滿胸常欲叫，翳蒙瞳子淚淋浪。

釋義。迢迢端直以長，弦之本体，至若木旺過甚之經，則其氣來實強，益實而滑，如循長竿矣。土傷者，脾胃衰弱也，由木尅之。怒氣滿胸常欲叫者，憤懣不舒，欲得嘯以解之也。按怒為肝之志，叫者呼也，呼為肝之聲，肝氣横逆，善怒胸滿，欲叫，氣鬱病也，解之者可用逍遙越鞠。翳蒙瞳子，即雲翳遮睛，目為肝之竅，肝火上升則目病，陽盛病也，平之者，應施龍膽瀉青。

相類詩。弦來端直似絲弦。緊則如繩左右彈。緊言其力弦言象。牢脈弦長沉伏間。

又見長脈。

釋義。弦緊二脈極相似，最難別，隱微可見處，只在端直以長與左右彈人手而已，故詩中特舉此二語對照。然，牢脈之與沉弦，亦未易區也，古人雖有按之寔強，有似沉伏曰牢之訓，究與沉弦之脉將無同，所不同者，蓋較弦脉爲堅爲硬，若不從堅硬二字着眼，則每致與沉弦之脉魚龍不辨矣。

主病詩。弦應東方肝膽經，痰飲寒熱瘧纏身，浮沉遲數須分別，大小單雙有重輕。

寸弦頭痛膈多痰。寒熱癥瘕察左關。關右胃寒心腹痛。尺中陰疝脚拘攣。

弦爲木勝之病。浮弦支飲。外溢。沉弦懸飲內痛。

瘧脉自弦。弦数多热。弦迟多寒。弦大主虚。弦细拘急。陽弦頭痛。陰弦腹痛。單弦飲癖。雙弦寒痼。若不食者，木来剋土，必難治。

释義。弦脉在人為肝，胆附于肝，故併主之。痰飲之源皆為水，得陰凝聚者為飲，得陽煎熬為痰。寒热，少陽经病，瘧亦寒热勝復，而機樞不离少陽，数症之脉皆弦，故列舉之。浮沉迟数者，弦之兼脉也，依其所兼，断其表裡寒热。单弦，一手独弦也。雙弦，两手俱弦也。又徐忠可曰，"一手有两脉時，亦曰双弦，此乃元氣不壮之人，往往多見此脉，亦属虚也。"想盖芤脉之悮訛耳。吴山甫曰，"雙弦者，脉来如引二線，為肝寔也，若單弦，則為一線耳。"此更不可解者也。姑録之，以俟明者。

肝氣上逆，可致頭痛，胸膈多痰，阻遏升降，亦可頭痛，兩症多有弦脉，且病居上部，故寸脉見弦。左關以候肝膈，寒热癥瘕之人，左關弦者，蓋肝经病積也。

難经曰，肝之積，名曰肥氣，在左脇下，如覆杯，有頭足，久不瘉，令人發欬逆痎瘧，"詩中寒熱，蓋指痎瘧，疝瘕，蓋指肥氣也。按疝者征也，有物可征也，瘕者假也，假物以成形也。程鍾齡曰，"疝，積之類也，瘕，痞氣之類也，"是知疝者成於五臟，推之不移，瘕者成於六腑，或有或無，其不同如此。詩中所言疝瘕者，蓋緣連綴成詞，泛指臟積成塊者也，不必臠割以辭害義。经主寒飲，右關以候脾胃，胃寒心腹痛者，寒飲之邪挾木邪以乘土也。肝主筋，络阴器，阴痲，筋之病也，两脚拘挛者，为大筋奕短，因病皆在下，且由肾脏阴寒所致，故尺脉见弦。

革阴

革脉，弦而芤。仲景 如按鼓皮。丹溪

仲景曰，弦则为寒，芤则为虚，虚寒相搏，此名为革，妇人半产漏下，男子亡血失精。《脉经》曰，三部脉革，长病得之死，卒病得之生。时珍曰，此即芤弦二脉相合，故均主失血之候。諸家脉書皆以為牢脉，故或有革無牢，有牢無革，混淆不辨。不知革浮牢沉，革虛牢實，形證皆異也。又按甲乙經曰：「渾渾革革，至如涌泉，病進而危；弊弊綽綽，其去如弦絕者死。」謂脉渾濁革變，急如涌泉，出而不返也。王貺以為溢脉，與此不同。

釋義。革者，乃牢之對。革，說文謂獸皮治淨曰革。原註謂即芤弦二脉相合，是本諸仲景語，擬論精當，夫復何言，然予仍有說焉。夫芤，素問未言，仲景虽言芤，如"大則為芤"、"趺陽脉浮而芤"等，也只是借鏡觀形，初未以之專名脉也。果知芤之專名脉者，當始自長沙之後耳。徐氏脈訣論芤云，"按之即無，舉之來至，旁寔中空。"劉三點亦有"指下成窟"之說。二氏論芤，俱重在中空，其象已近於革，所可異者，僅外体不堅耳。再加上弦之勁張，革狀成矣。然則，革脈既為弦芤合成，其舉之勁張，按之空虛，與脉之浮弦者，又將焉別？果則不可不論也。金鑑傷寒論脉弦而大條下註云，"浮而且大，舉之勁急有力，謂之革，外急中空象也。日人湯本求真謂"革脈浮堅，無根之極也"。蓋浮弦之脈，舉之有餘，端直以長，不如革之硬，按之不足，隱有迫迫，不似革之空，意即以此爲別耶。此固予之臆說，明者其諒而正之。

体狀主病詩：革脈形如按鼓皮，芤弦相合脈寒虛，女人半産并崩漏，男子營虛或夢遺。

相類詩：見芤牢。

釋義。仲景曰，"脉弦而大，弦則為减，大則為芤，减則為寒，芤則為虚，虚寒相搏，其名為革，婦人則半産漏下，男子則亡血失精，"讀此，則知脉之所以革者，虚寒相搏故也。婦人脉革，則陽虚不能温胎，血虚不能養胎，故使半産。寒則血泣而瘀，虚則氣不攝血，故使崩漏。然半産崩漏之因甚多，非必由寒虚一種，是以有半産之後，崩漏已成，去血過多，而脉變革者，不可不知。總之，革脉能致半産崩漏，而半産崩漏亦能使

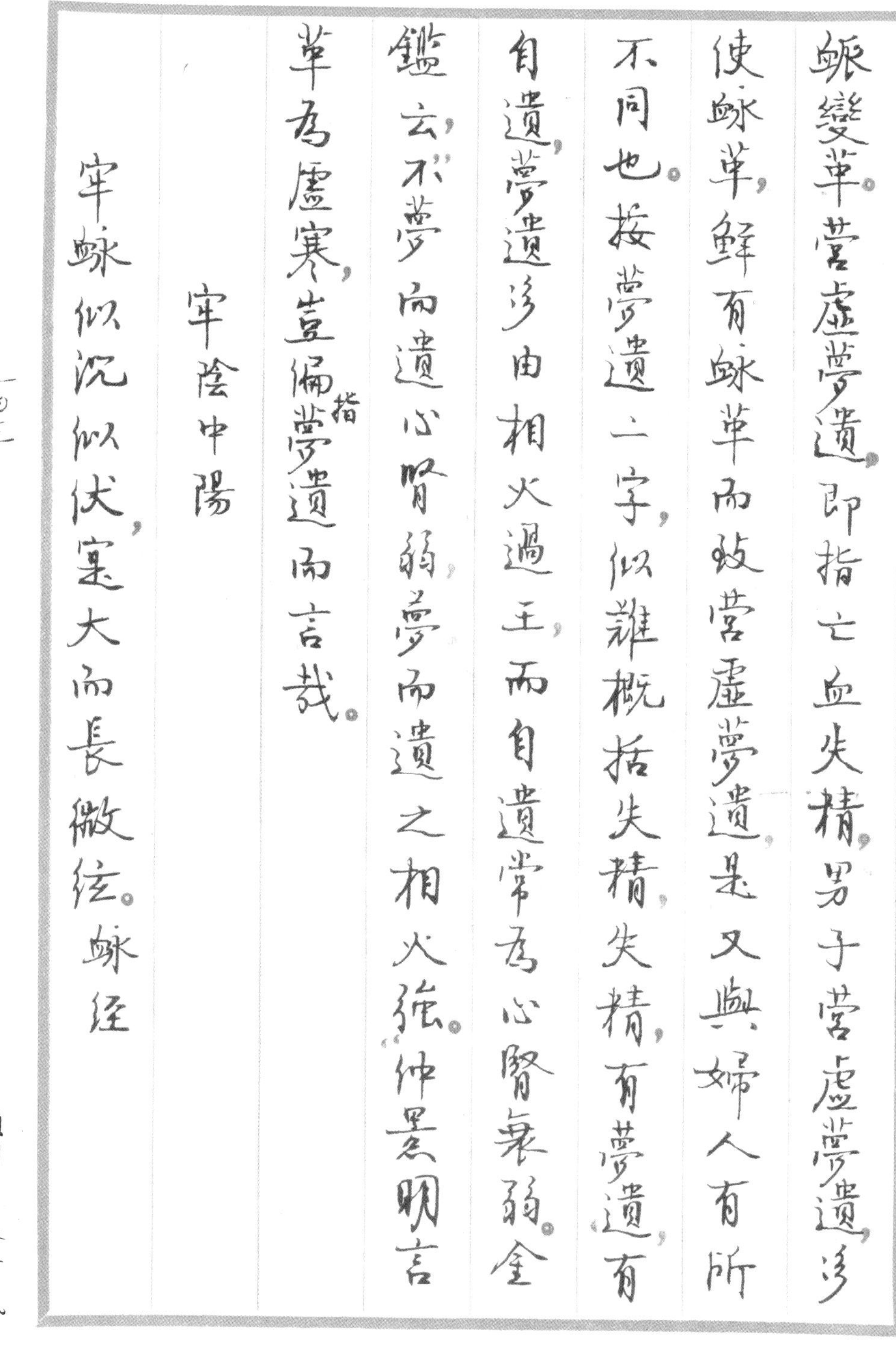

脈變革。營虛夢遺，即指亡血失精，男子營虛夢遺，多使脈革，鮮有脈革而致營虛夢遺，是又與婦人有所不同也。按夢遺二字，似難概括失精，失精有夢遺，有自遺，夢遺多由相火過王，而自遺常為心腎衰弱。全鑑云，不夢而遺心腎弱，夢而遺之相火強。仲景明言革為虛寒，豈偏指夢遺而言哉。

牢陰中陽

牢脈似沉似伏，實大而長微弦。脈經

扁鵲云，“牢而長者肝也。”仲景曰，“寒則牢堅，”有牢固之象。“沈氏曰，”似沉似伏，牢之位也，實大弦長，牢之体也。“脉訣不言形狀，但云，”尋之則無，按之則有，“云，”脉入皮膚辨息難，“又以牢為死脉，皆孟浪謬悞。

釋義。牢者，乃革之對。牢之為義，堅而實也。孫思邈曰，“牢脉按之實強，其脉有似沉伏，名之曰牢，牢者陽也，牢位沉極，正與革反。”金鑑傷寒論·脉弦而大條下註云，“沉而且大，按之急勁有力謂之牢。”日人湯本求真稱之為“沉堅有根之極”。諸家論牢，可謂深切著明矣，但牢之與沉弦，究令人有魚龍難辨之感，蓋其氣來實強，過於硬，不似沉弦之迢迢稍軟耶。

体狀詩。弦長實大脈牢堅，牢位常居沉伏間。革脈芤弦自浮起，革虛牢實要詳看。

釋義。詩中論牢脈体狀，刻畫精詳，是從真工夫中烘托出來者，且舉出革脈對比，尤見界限分明，非僅為牢脈寫照，抑且為革脈傳神也。革虛者，營氣虛牢寔者，寒邪寔。

主病詩。寒則牢堅裡有餘，腹心寒痛木乘脾，疝癩癥瘕何愁也，失血陰虛却忌之。

牢主寒寔之病。木寔則為痛。扁鵲云，"實為虛，牢為寔，失血者，脉宜沉細，反浮大而牢者死，虛症見寔脉也。"脉訣言，"骨瘆痛，氣居於表。"池氏以為腎傳於脾。皆謬妄不经。

釋義。寒則牢堅，蓋寒氣剛勁凛冽，能使霧露潛沉，在人則脈變堅確矣。有餘者，寒實有餘也，寒實有餘，則腹心痛，寒主痛也。木乘脾者，所勝侮所不勝，震坤不能合德也。詩中以木配牢者，以木爲肝象，牢脈帶弦，亦爲肝象，且肝爲陰中之陽臟，而牢脈亦爲陰中之陽脈，故知脈之牢者，則木實，實則脾任其咎矣。疝癩筋病，多屬寒盛，癥瘕血病，多屬陰凝，寒盛陰凝，牢脈斯見，有是證而有是脈，脈證相應則生。至於失血陰虛之人，則已形衰氣怯，脈至反牢，真臟見矣，脉證不應，人其危乎。原註引扁鵲云，失血者脉宜沉细，反浮大而牢者死，想係指单脉而言，牢字不過借以形其堅寔也。

濡 陰

濡脉。極奕而浮细，如帛在水中，輕手相得，按之無有。脉经 如水上浮漚。

帛浮水中，重手按之，隨手而没之象。脉訣言，按之似有舉還無，是微脉，非濡脉也。

釋義。濡者，乃弱之對，濡脉乃弱脉之浮者。金鑑傷寒論辨脉法篇首云："浮而無力謂之濡，"蓋濡脉以浮爲位，以細爲体，以耎爲姿。按古書時見沉濡、濡弱、濡細等同舉者，殆以濡字替作耎字，是借以形脉，非用以名脉也。

体状詩。濡形浮細按須輕，水面浮綿力不禁。病後產中猶有藥，平人若見是無根。

釋義。病後產中，氣血皆虛，虛而見濡，理所當然，斯為脈證相應，其人雖困無害。至於平人忽見此脈，則為生氣先絕於內，人雖能行，亦行尸之流亞耳。李士材云：“久病及年老之人，亦不至於必絕，其脈與證相合也。若平人及少壯或暴病見之，則為無根之脈，去死不遠矣。”

相類詩。浮而柔細知為濡。沉細而柔作弱持。微則浮微如欲絕。細來沉細近於微。

浮細如綿曰濡。沉細如綿曰弱。浮而極細如絕曰微。沉而極細不斷曰細。

釋義。弱体與濡体本無二致，其不同處，只在位之浮沉耳。至於微脉，只用極細如绳四字，則已寫出如繪，今加上一個浮字，蓋為瀕湖創言。脉經論微，只言“極細而耎，按之如欲絕，若有若無”，想瀕湖硬欵把微細二脉區為對偶，故加上浮字。滑伯仁曰：微者，不顯也，依稀輕細，若有若無。張璐曰：“微脉者，似有如無，欲絕非絕，而按之稍有模糊之狀。”二氏論微，皆未以浮沉定体也。细脉古称小脉，用極细不断四字為訓，斯亦得矣。脉经論细，只言"细"脉小大於微，常有，但细耳。故李中梓曰，"细"之為義小也，明顯而易見。張璐曰，"细脉纖细而有力。"亦未以浮沉定体，而瀕湖又冠以沉，此亦蛇足之舉也。

主病詩：濡為亡血陰虛病，髓海丹田暗已虧，汗雨夜來蒸入骨，血山崩倒濕侵脾。

寸部陽微汗自多。闘中其奈氣虛何。尺微傷精血虛寒甚，溫補真陰可起疴。

濡主血虛之病，又爲傷濕。

釋義。濡脉既曰浮細如綿，浮則主表，而濡之爲病，非只陰虛，而陽亦微矣。諸言濡爲亡血陰虛，是本於仲景諸濡亡血之論。嘗考金鑑傷寒論寸口諸濡亡陽條下按語云，濡，浮而無力，以候陽虛，豈有亡血之理，諸濡亡血，當是諸濡衛虛。按金鑑論雖未允，而指出衛虛，卻非虛構者也。髓海，腦也。經謂腦爲髓海。

此髓海蓋暗指兩腎，丹田，本道家語，指臍下三寸，或謂臍下二寸，蓋即醫家之關元也。亡血陰虛之人，髓海丹田虧不虧者，虧之既久，則成骨蒸癆熱，而骨蒸勞熱之人，則盜汗出，陽乘陰也，故汗雨夜來。血崩，即亡血。濕侵脾而脉濡者，以濡主傷濕，而濕又喜傷脾，濕喜傷脾者，以類相從也。

寸居關前為陽，濡則陽微，陽微則衛不固而表疏，故自汗出。諸脉以胃為本，胃氣盛則昌，胃氣衰則

病，胃為中土，其候在關，衰則氣虛，而關脉濡。鑒此，則
蓋見金鑑以濡主衛虛非謬。尺居關後，為陰，精血皆
陰屬，傷則尺脉變濡，下以候下也。按精血傷而成虛
寒，信然有之，但此時之寒，乃是清淒蕭索之寒，而非
凜冽沉沍之寒也，真陰虧損，而行溫補，固是正治，但
此時之溫，乃是甘緩溫存之溫，而非大辛大熱之溫
也。明乎此，則詩書不我誤矣。

弱

陰

弱脉极软而沉细，按之乃得，举手无有。脉经

弱乃濡之沉者，脉诀言，轻手乃得，黎氏譬如浮沤，皆是濡脉，非弱也。素问曰，脉弱以滑是有胃气，脉弱以涩，是谓久病，病后老弱见之顺，平人少年见之逆。

释义。弱者，乃濡之对，弱脉乃濡脉之沉者。金鉴辨脉法篇首云，沉而无力谓之弱。盖沉者弱之宅也，细为其质，软为其其文尔。书中时见浮弱细弱濡弱等

同舉者，是以弱字替作無力，亦爲借以形脉，非用以名脉也。

体狀詩。

弱來無力按之柔，柔細而沉不見浮，陽陷入陰精血弱，白頭猶可少年愁。

相類詩，見濡脉。

釋義。脉之所以弱者，氣血俱虛故也，氣虛則不鼓，血虛則不充，故使沉而無力。陽陷入陰，由精血虛弱，而陽擾之也，仲景曰，"陽陷入陰，惡寒發热"，又曰，"諸弱發熱，蓋惡寒者，陽虛內陷，表虛故也，發熱者，陰被陽擾，裡灼故也。白頭，乃老年之稱，陰陽應象大論曰，年六十陰痿，氣大衰，痿衰而脉弱，理之常也，雖病猶可為力，若少年則氣血方剛，脉當充盛，今反見不及，其未秋已先槁乎。

主病詩。弱脉陰虛陽氣衰，惡寒發熱骨筋痿，多驚多汗精神減，益氣調營及早醫。

寸弱陽虛病可知。關為胃弱與脾衰。欲求陽陷陰虛病，須把神門兩部推。

弱主氣虛之病。仲景曰，陽陷入陰，故惡寒發熱，又曰，弱主筋。沉主骨，陽浮陰弱，血虛筋急。柳氏曰，氣虛則血弱，寸弱陽虛，尺弱陰虛，關弱胃虛。

釋義：陰虛則發熱，陽虛則惡寒。痿者，枯萎不用也。陽明主潤宗筋，宗筋主束筋骨而利機關，陰陽總端之人，則陽明氣血傷耗已多，故骨筋痿矣。且腎之充在骨，肝之充在筋，腎肝俱陰，陰虛者腎肝無不衰，衰則亦使骨筋痿易也。又陰虛之人，血不營心，則君火浮蕩，神不守舍而多驚，汗為心液，虛則不斂而多汗，益氣調營，氣血兼顧也。調營即養血補血之謂，補血必益氣，經曰，血脫益氣是也，如此，則八珍十全養營血歸脾等，可以選用矣。

寸為陽，弱則總為陽虛，關以候脾與胃，胃弱脾衰，則陽氣中餒而關脈弱矣。陽陷陰虛者，是指下元虧損，陽氣陷入陰分而不能起，故候在陰神門兩部，然，病既至此，人其困矣。

散 陰

散脉大而散，有表無裡。脉經 渙散不收。崔氏 無統纪，無拘束，至数不齊，或来多去少，或去多来少，渙散不收，如楊花散漫之象。柳氏

戴同父曰：“心脈浮大而散，肺脈短濇而散，平脈也。心脈輭散，怔忡；肺脈輭散，汗出；肝脈輭散，溢飲；脾脈輭散，胻腫，病脈也。腎脈軟散，諸病脈代散，死脈也。”

難经曰，"散脉獨見則危。"柳氏曰，"散為氣血俱虛，根本脱離之脉，産婦得之生，孕婦得之墮。"

釋義。散者，不收束也，有放任自流之象，氣血离散之徵也。滑伯仁曰，"散者，不聚也，有陰無陽，按之散滿於指下而不聚，来去不明，漫無根底，主虛陽不歛，氣血耗散，臟腑氣绝也。"然散既主氣血离散，既臟腑氣绝，而原註引戴氏"心脉浮大而散，肺脉短濇而散，"皮為平脉何也。曰，经言陽中之陽心也，陽中之陰肺也可知二臟皆陽，且位居最上，故其氣來，總帶有一種逍逸自放（出《闞氏脈辨》）之態，是其性也，故為平脈。若肝脾腎三者，俱陰而處卑，則應氣斂神收，而散脈其宜矣，故為病脈。

体狀詩　散似楊花散漫飛，去來無定至難齊，產為生兆胎為墮，久病逢之不必医。

釋義　散主氣血離散，故婦人重身得之，不為產兆，即為墮征。崔嘉彥曰："欲產之脈，其至離經。"離經之

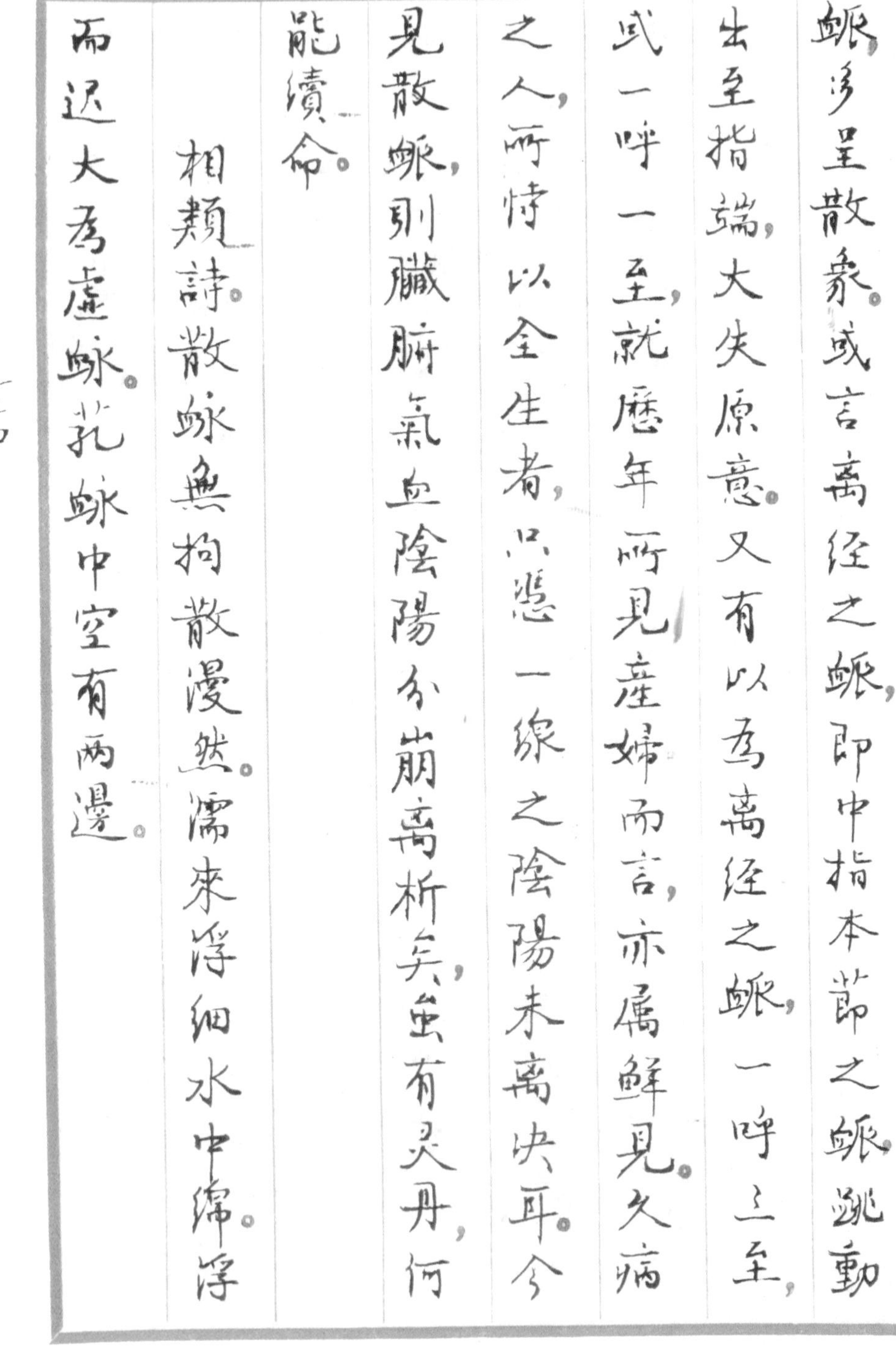
脈多呈散象。或言离经之脈，即中指本節之脈，跳動出至指端，大失原意。又有以為离经之脈，一呼三至，或一呼一至，就歷年所見產婦而言，亦屬鮮見。久病之人，所恃以全生者，只憑一線之陰陽未离決耳。今見散脈，則臟腑氣血陰陽分崩离析矣，雖有灵丹，何能續命。

相類詩 散脈無拘散漫然。濡來浮细水中綿。浮而遲大為虛脈。芤脈中空有兩邊。

釋義。詩中所舉濡虛與芤三脉，形皆鬆懈寬約，有似於散，但散脉在指下如撫散葉，為不併耳。

主病詩。左寸怔忡右寸汗。溢飲左關應耎散。右關耎散胻胕腫。散居兩尺魂應斷。

釋義。寸脉左以候心，右以候肺，兩部見散，則心營肺衛已虛，營虛則心無所養而怔忡，衛虛則表無所護而汗泄。然右寸脉散，不主怔忡而左寸脉散，必主汗泄，以汗為心液也。溢飲，水走四肢也，左關脉散則

肝虚，肝虚则水行顺乘于木而横乘于土，土德卑贱，

监，而水则流衍，于是溢饮成矣。四肢为脾所属，故水

归之。胕肿，水趋足下也，右关脉散则土衰，土衰则

肾水乘脾而胕肿矣。肾主下部，故水沉也。尺以候

肾，肾为生气之原，十二经之根本也，故散见两尺则

根本绝矣，茎叶焉有不枯乎。

细　阴

细脉小大　大字新增　于微而常有，细直而软，若

綿綿之應指。脉经

素問謂之小，王啟玄言如蓬蒿，狀其柔細也。脈訣言："往來極微"，是微反大於細矣，與經相背。

釋義：細者，纖細不粗也。李中梓曰："細之為義小也，微脉模糊而難見，細脉則明顯而易見，故細比於微，稍稍為大也。"張璐曰："細脉纖細而有力。"合二氏之説而觀之，細脉不但較微脉為有力，且較微脉為明顯，既較微脉有力明顯，則大於微可知，且脉經原文曰"细"，脉小大於微，常有，但细耳，"所谓小大於微者，盖即稍大於微也。文中仅言细脉小於微而常有，遗却大字，想由梓工掛漏耳，玩原註"是微，及大於细矣"，的自知，若真小於微，岂不成無脉耶，宜從脉经原文增入大字为是。又若丝缐之应指之缐字，清本作绵字，绵字不如缐字精切，故今從缐字。

体状詩。细来累累细如丝，应指沉沉無绝期，春夏少年多不利，秋冬老弱却相宜。

相類詩，見微濡。

釋義。纍纍，連繫不斷也。沉沉，延緜悠遠也。春夏少年，方當生長旺盛，脉來壯實為宜。秋冬老弱，已際收藏衰零，脉來細小始適也。

主病詩。細脉縈縈血氣衰，諸虛勞損七情乖，若非濕氣傷腰腎，即是傷精汗洩來。

寸細應知嘔吐頻。入關腹脹胃虛形。尺逢定是丹田冷，洩痢遺精號脫陰。

脉經曰，"細爲血少氣衰，有此症則順，否則逆"。故吐衄得沉細者生。憂勞過度者脉亦細。

釋義。諸虛勞損，七情乖張，多致陰陽俱損，氣血兩衰，脉來焉得不細。濕侵腰腎，則血泣氣寒，精傷則陰微而陽弱，汗泄則血涸而氣虛，故皆使脉細。

嘔吐傷陽，且胸中乃宗氣之宅，胸中陽氣爲吐所傷，寸脉乃細。腹脹胃虛，須連看。盖虛脹也，中虛則細在關。若尺脉見細，則主下元虛冷。丹田在臍下三寸，即關元也。洩痢遺精，皆腎所主，腎司二便，開竅於二陰，久洩久痢及久遺不止，則腎之精血全傷，而陰脫矣。脫陰之人，未有尺脉不细者。

伏陰

伏脉重手着骨，指下才動。脉经脉行筋下。刊誤脉訣言，“尋之似有，定息全無，”殊為舛謬。

釋義。伏者，隱匿不出也。張景岳曰，“如有如無，附骨乃見，此陰陽潛伏，阻隔閉塞之候，或火閉而伏，或寒閉而伏，或氣閉而伏，爲痛極，爲霍亂，爲疝瘕，爲閉結，爲食滯，爲忿怒，爲厥逆水氣等，伏脉之体雖微細，亦必隱隱而有力。蓋脉之伏者，其本有而如無，一時惟隱蔽不見耳。”據景岳之言，伏之所以伏者，只緣陰陽氣血一時阻隔閉塞所致，得開則出，得通則起，與生氣内絶者不可同日語也。然，伏有兩義，一爲沉極不起，一爲暫停不出。傷寒論曰：“太陽病未解，脉陰陽俱停，必先振慄汗出而解。”此乃暫停不出之伏焉。

体狀詩。伏脈推筋着骨尋，指間才動隱然深，傷寒欲汗陽將解，厥逆臍疼症屬陰。

相類詩，見沉脈。

釋義。推筋着骨才能尋得，其脈之深（潛）極底可知。

戴同父曰，伏脈初下指輕按之不見，次尋之中部又不見，次重手極按，又無其象，直待以其指推其筋於外而診乃見，蓋脈行筋下也。若如常診，不推筋而求時，則無所見，昧者以為脈絕也。推筋着骨全無時，則脈绝而非脉伏矣。讀此，可見古人慎重將事之誠，其不苟也如此。但其於推筋着骨全無時，斷為絶脈，猶涉孟浪，尚須以證合參方準。傷寒欲汗，邪從陽解也，將解之前脈伏者，乃邪正交爭，陰陽搏結，氣不外達耳。厥逆臍疼，症屬陰寒者脈也，伏以寒結於內，氣血失溫而下凝，血不回運也。

主病詩 伏為霍乱吐頻頻，腹痛多為宿食停，蓄飲老痰成積聚，散寒溫裡莫因循。

食鬱胸中雙寸伏，欲吐不吐常兀兀。當臍腹痛困沉沉。臍後疝痛如破腹。

傷寒一手脉伏曰單伏，兩手脉伏曰雙伏，不可以陽證見陰爲診，乃火邪內鬱，不得發越，陽極似陰，故脉伏，必有大汗而解，正如久旱將雨，六合陰晦，雨後庶物皆蘇之義。又有挾陰傷寒，先有伏陰在內，外復感寒，陰盛陽衰，四肢厥逆，六脉沉伏，須投薑附及炙臍元，伏乃復出也。若太谿衝陽皆無脉者，必死。脉訣言，徐徐發汗，潔古以麻黃附子細辛湯主之，皆非也。劉元賓曰，伏脉不可發汗。

釋義。霍亂者，嘔吐而利也，吐傷其陽而利傷其陰，陰陽兩傷，氣血乍虛則脉伏，虛所致也。宿食腹痛者，因不通而痛也，不通則氣血阻隔，而脉亦伏，窒阻隔所為也。蓄飲老痰，久則成癖，在臟則積，在腑則聚，積聚已成，則足阻隔陰陽，閉塞氣血，而脉容有不伏者乎。散寒溫理，治因從本，以之治霍亂吐利宿食寒痛可也，若有形之癖，則非溫散所能，經曰“堅者削之，”又曰，“大積大聚，衰其大半而止，”讀此，則知治標之法，似未可偏廢也。

胸中食鬱，則上焦陽氣不通，故兩寸脉伏。按元元當是嗢嗢之訛，傷寒論曰，“太陽病過經十餘日，心下溫溫欲吐，”又曰，“少陰病飲食入口即吐，心中溫溫欲吐，”兩溫溫，金鑑俱改作嗢嗢，以嗢為吐飲之狀也，若元元溫溫二者，均與吐無涉，今宜從金鑑為允。嗢嗢者，以中欲吐不吐之義也。按千金翼十五卷溫液湯，主肺痿涎唾多，心中溫溫液液，十九卷大桂枝圓，主寒在中焦，泄利不食，溫溫如醉，皆以溫溫形容欲吐不吐。但千金翼遠在漢後，用辭取義，必然師古，想孫真人當時於傷寒論筆誤處，未遑他校，以故相沿成習耳。若溫溫二字，原非筆悮，可以解作欲吐不吐之狀，而音調不協，用之傷寒文中則可，用之於此處以承韵，則不可。如此，則毋須咬文嚼字，妄行竄古以多事取戾，不如仍從兀兀，且兀兀為不動之貌，解為食鬱胸中，欲吐不吐之人，結塞不堪，無力以動，亦通，然終覺欠妥耳。腹痛沉沉，虛寒痛也，虛寒已甚，則陽氣不運。疝為筋病，疝痛而腹如破，痛之極也，痛極不解，則陰氣不通。故一見閟伏，一見尺伏。又原註以傷寒脉伏訓為火邪，是教後人勿將伏脉偏作陰症看待，故吳又可溫疫論，當下失下而脉伏，由內結壅塞，營氣逆於內，不能達於四末，故為脉厥。原註又言挾陰傷寒，六脈沉伏，若太谿衝陽無脈則死者，以腎之原出於太谿，胃之原出於衝陽，腎主先天，胃主后天，二天之氣俱绝，則無生理也。按太谿脉在足内踝後跟骨上動脈陷中，衝陽即趺陽，脈在足跗之上。

動陽

動乃數脈見於關，上下無頭尾，如豆大，厥厥動搖。傷寒論

仲景曰，陰陽相搏名曰動，陽動則汗出，陰動則

發熱，形冷惡寒者，此三焦傷也。成無己曰：陰陽相搏則虛者動，故陽虛則陽動，陰虛則陰動。龐安常曰：關前三分為陽，關後三分為陰，關位半陰半陽，故動隨虛見。脈訣言：尋之似有，舉之還無，不離其處，不往不來，三關沉沉，含糊謬妄，殊非動脈。詹氏言：形鼓動如鈎如毛者，尤謬。

釋義。動者，躁動不安之象。厥厥者，金鑑疏為有根之動（搖），動而不移也。脈之所以動者，為陰陽相搏衝擊而不解也。原註引仲景陰陽相搏名曰動云云者，蓋陽動則陽負，陽負則汗出，陰動則陰負，陰負則發热，陰陽互為勝負，則汗出而且發热，形冷惡寒矣，此三焦有所傷也，傷者，謂陰陽氣血因相搏而受損者也。按三焦為元氣之别使，而元氣者，陰与陽也，故三焦傷者，亦即陰陽元氣之傷。以按動脉与短脉見於関上者，大有疑似難辨處，學者宜回顧前文，與短脉互相參詳。

体狀詩。動脈搖搖數在關，無頭無尾豆形團，其原本是陰陽搏，虛者搖兮勝者安。

釋義。豆形團者，狀其團而鼓也。陰陽相搏，則氣血相互衝擊，糾結而不解，陰欲前而陽阻之，陽欲后而陰格之，以是界爭於關上，而上下無頭尾矣。虛搖勝安者，取義於成氏。虛者搖之意，搖指動脈本体，安指陰陽勝氣，即謂脈之所以動搖結成動者，不由陰虛，即由陽虛。虛者則動搖於脈，而勝者則安詳於內也。

主病詩。動脉專司痛與驚，汗因陽動熱因陰。或爲泄痢拘攣病，男子亡精女子崩。

仲景曰，"動則爲痛爲驚。"《素問》曰，"陰虛陽搏謂之崩。"又曰，"婦人手少陰動甚者，妊子也。"

釋義。痛極則陽厥陰逆，驚甚則氣亂血騰，故皆令脉動。汗因陽動熱因陰者，即陽動汗出，陰動發熱之義。泄痢脉動者，意蓋泄痢多腹痛，痛所致也。拘攣者，經脉收引也，寒則寒之極，熱則熱之極，由於兩極之故，亦可出見動脈。至於（亡精）崩血而脈動者，寔未有見，不敢聽說。意者瀕湖取義於（陰）虛陽搏之訓乎。按陰陽別論"陰虛陽搏謂之崩"句下王注云："陰脈不足，陽脈盛搏，則內崩而血流下。"是指盛陽搏及虛陰，迫使血不歸經，而成崩也，非因此一搏即見動脈，不可不知。

又按平人氣象論曰："婦人手少陰動甚者，妊子也"句下王注云："手少陰脈，謂掌後陷者中，當小指動而應手者。"岐伯謂在掌後銳骨之端，李念莪疏云："手少陰，

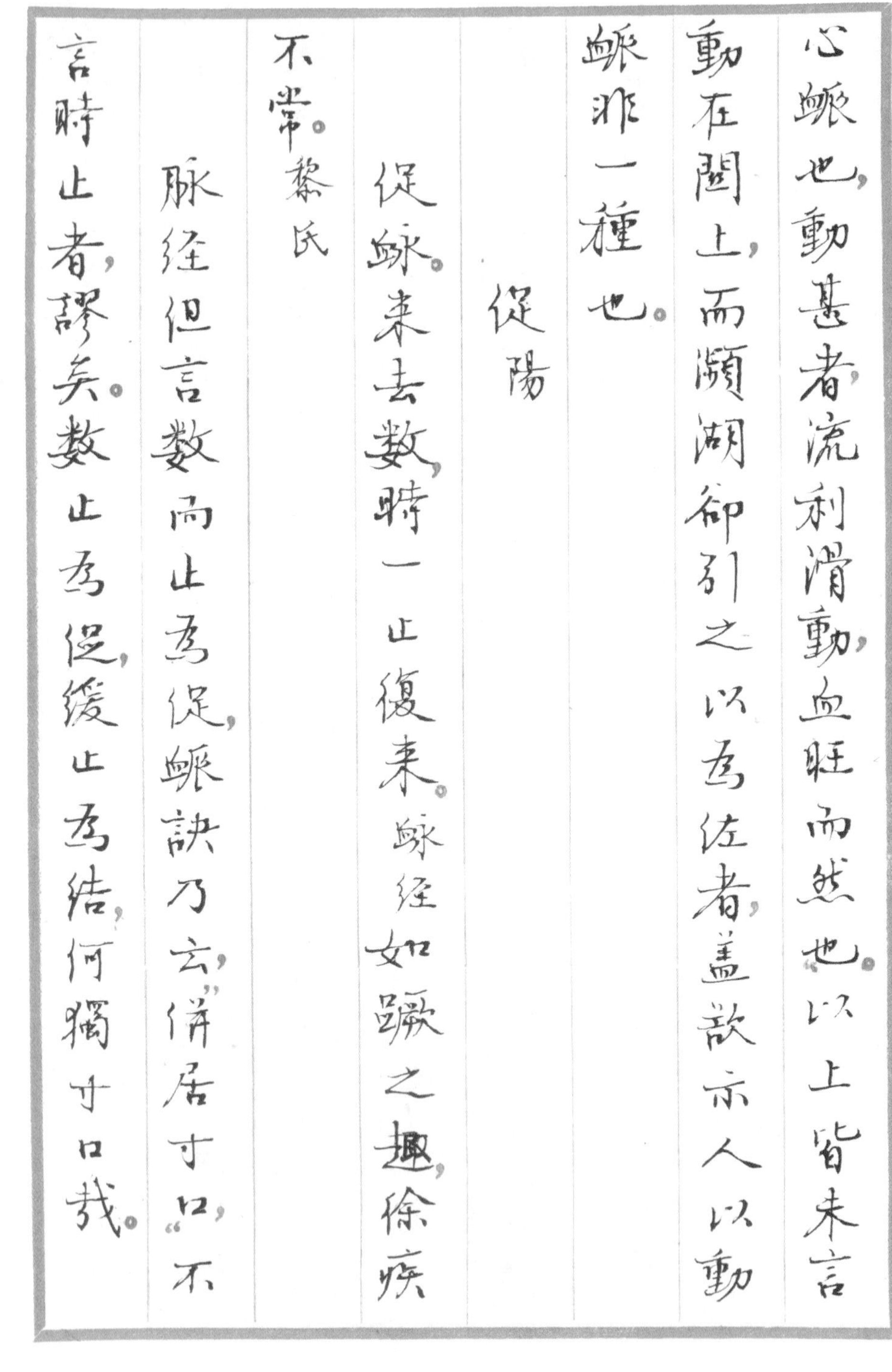

心脈也，動甚者，流利滑動，血脈而然也。以上皆未言動在關上，而瀕湖却引之以為佐者，蓋欲示人以動脈非一種也。

促 陽

促脈來去数，時一止復來。脈经 如蹶之趣，徐疾不常。黎氏

脈经但言数而止為促，脈訣乃云，"并居寸口"，不言時止者，謬矣。数止為促，緩止為结，何獨寸口哉。

釋義。促者，乃結之對，促為急迫之貌。成無己曰，"脈來數，時一止復來，名曰促。"楊仁齋曰："尋之數急，似時止而復來。"促為陽脈，多由火盛陽郁，氣急液傷，以故脈流過於急遽慌迫，有時反見顛躓而成，為數中見止之象。蹶，仆也。趣，疾也。如蹶之趣者，有如人之疾行，仆而復起也。徐者，緩也。疾者，速也。徐疾不常者，謂脈來忽蹶忽趣，而無恒度也。徐非徐緩之徐，乃指蹶字而說。疾為急速之疾，即指趣字而言。按促結代三脈

皆動而中止，但促結之止，隨止隨來，不似代脈之止，

良久方來。且代脈之止有定數，而促結之止無定之數，故稱

時止，謂止無定之時也。

体狀詩。促脈數而時一止，此為陽極欲亡陰，三

焦郁火炎炎盛，進必無生退可生。

相類詩。見代脈。

釋義。數者，一息六至也。凡數疾之脈，有時一止，

皆名促，不獨限於六數也。進者，謂脈來之疾已超過

六至以上，而時一止也。數而一止，其陽已甚，又況更數更止，有進無退，陰其堪乎。

主病詩。促脈惟將火病醫，其因有五細推之，時時喘咳皆痰積，或發狂斑與毒疽。

促主陽盛之病。促結之因，皆有氣血痰飲食五者之別，一有留滯，則脈必見止也。

釋義。喘咳痰積而脈促者，氣機阻塞也。狂斑毒疽而脈促者，氣血怫鬱也。其因雖五，其原實一，二者，陰與陽也。按促虽主陽，究不可全作火医，詩中点出火字，不過亦人促脉属陽之意，如傷寒論曰：“太陽病下之後，脉促胸满者，桂枝去芍药湯主之，”若真是火，桂枝下咽，豈不陽盛而斃乎，故程應旄曰，“有陽盛而見脉促，亦有陽虚而見脉促者，當辨之於有力無力，仍須辨之於外證也。”

結陰

結脉往来缓，時一止復来。脉经

脈訣言，或來或去，聚而卻還，與結無閾。仲景有纍纍如循長竿曰陰結，藹藹如車蓋曰陽結。脈經又有如麻子動搖，旋引旋收，聚散不常者，曰結，主死。此三脈名同而實異也。

釋義。結者，乃促之對。結有膠滯之義。張景岳曰：脈來忽止，止而復來起，是謂之結，結為陰脈，多由陰陽氣血有所膠着，蹇滯而不能續，則脈流困頓，有時不進，而成為緩中見止之象。舉凡脈來遲緩而時一止，皆名结，若将缓字看作一息回至之缓，则未免胶柱而死於句下矣。

体状詩。结脉缓而時一止，獨陰偏盛欲亡陽，浮為氣滯沉為積，汗下分明在主張。

相类詩，見代脉。

釋義。缓而一止，大似代脉，然代脉之止有定数，而结脉之止，則無定数也，故结脉之止，為時而一止，時字須着眼。独陰偏盛欲亡陽者，是以陰陽形象對侍為言，不過重申結脉為陰之義，非真有陰而無陽者也。經曰，孤陰不生，獨陽不長，果尔其陰已獨而陽欲亡，則允得結脉者，多难倖全矣，即詩中汗下二字，也無所用矣。

主病詩。結脉皆因氣血凝，老痰結滯苦沉吟，内生積滯外癰腫，疝瘕為殃病屬陰。

結主陰盛之病。越人曰，結甚則積甚，結微則積微，浮結外有痛積，伏結内有積聚。

釋義。張景岳曰，結脈多由氣血漸衰，精力不繼，斷而復續，續而復斷，所以久病者，常見之，虛勞者亦多有之。又有無病而一生有結脈者，此其素禀之常，不足為怪也。傷寒論曰，太陽病身黃，脈沉結，少腹鞕滿，小便自利，其人如狂者，血證諦，屬抵當湯。又曰，傷寒脈結代，心動悸，炙甘草湯主之。以上諸症，或虛或實，而脈見結者，皆由陰陽氣血自病，正氣不伸也。至若老痰結滯，積聚癥腫，疝瘕等病，而脈亦結者，則由邪塞癖着，正氣被阻也。

代陰

代脈。動而中止，不能自還，因而復動。仲景

脈來還入尺，良久方來。吳氏

脈一息五至，肺心脾肝腎五臟之氣皆足，五十動而一息，合大衍之数，謂之平脈，反此，則止乃見焉。腎氣不能至，則四十動而一止，肝氣不能至，則三十動而一止，蓋一臟之氣衰，而他臟之脈代至也，經曰，

代，則氣衰。滑伯仁曰：若無病羸瘦脈代者，危脈也。有病氣血乍損，氣不能續者，祇為病脈。傷寒心悸脈代者，復脈湯主之。妊娠脈代者，其胎百日。代之生死，不可不辨。

釋義：張景岳曰，代者，更代之義，而於平脈之中，或見耎弱，或乍數乍疏，或斷而復起，均名曰代。原註五十動而一息，息，休止也，非一呼一吸之息。按一字疑是不字之訛，常人未有滿五十動而一休止者，常人之脈皆五十動而不息，與有休止之理，如真五十動而一息，則仍是代脈矣，何謂平脈耶。大衍，五十之數也，爲易揲蓍之法，古以著草占筮，蓍草之莖一株五十，故謂脈來滿五十動而不息，爲合大衍之數。

體狀詩。動而中止不能還，復動因而作代看，病者得之猶可療，平人却與壽相關。

釋義。不能還，謂本臟氣衰，其氣不能自還於脈也。復動者，是他臟之氣更起而代之，使脈復動也。病者脉代，不過偶因一臟之氣暫衰，如日月之蝕，旋可復明也。平人臟氣沖和滿盈，脉何以代，其代者乃一臟之氣先絕於内也，其能久享生年乎。按療字正韵音料，讀去聲，若讀平聲，不但不符原音，且亦不諧韻（本詩節）調矣。

相類詩。数而時止名為促。緩止須將結脉呼。止不能回方是代，結生代死自殊途。

促結之止無常数，或二動三動，一止即來，代脉之止有常數，必依數而止，還入尺中，良久方來也。

釋義：止不能回，即動而中止，不能自還之義。結生代死者，因結脈多因臟腑氣血有凝而暫斷，通之即續，不似代脈由於臟氣已絕而永缺，灌之不榮，故詩言如是。然欲決真正生死，尚須多方以求也。

主病詩：代脈原因臟氣衰，腹疼泄痢下元虧，或為吐瀉中宮病，女子懷胎三月兮。

脈經曰：代散者死，主泄及便膿血。

釋義。腹疼泄痢，則致下元虧損而脈代者，腎衰不能續也。吐瀉病在中宮而脈代者，脾衰不能續也。崔嘉彥曰，霍亂之候，脈代勿訝。懷胎三月而脈代者，以三月胎氣斷，臟腑氣血有所營胎，不能外朝於脈也。雖曰非病，胎元則不固矣。

脈動應臟歌括。五十不止身無病，數內有止皆知定。四十一止一臟絕，四年之後多亡命。三十一止即三年。二十一止二年應。十動一止一年殂，更觀氣色兼形證，兩動一止三四日，三四動止應六七，五六一止七八朝，次第推之自無失。

戴同父曰：脈之滿五十動，出自難經，而脈訣五臟歌，皆以四十五動爲準，乖於經旨。柳東陽曰：古人以動數候脈，是喫緊語，須候五十動，乃知五臟得失。今人指到腕臂，即云見了，夫五十動豈彈指間事耶？故學者當診脈問證，聽聲觀色，斯備四診而無失。

釋義。五十不止者，五臟之氣皆足也，故曰無病。

数内有止皆知定者，謂能依據止數多寡以定何臟之絶也。如四十一止，則腎氣絶，三十一止，則肝氣絶之类。秦越人曰脉不满五十動而一止，一臟無氣者，何臟也，然人吸者隨陰入，呼者因陽出，今吸不能至腎，至肝而還，故知一臟無氣者，腎氣先盡也。以十數測一臟者，以十為數之盈也。十動主一年者，以生長化收藏之運需一年始畢也。至於不滿十動，則無一臟之氣全矣，人之尚能苟生者，亦殘燈之餘燄也，故可依数類推，按原註引戴同父脉之满五十動云出自難经，不知難经亦据内经者，是樞根结篇曰，"一日一夜五十営，以営五臓之精，不應数者，名曰狂生，所謂五十営者，五臓皆受氣，持其脉口，数其至也，五十動而不一代者，五臓皆受氣。"又曰，"所謂五十動而不一代者，以為常也。"讀此，則知五十動出自内经明矣，難经不過祖述之耳。又見常人脉来五十動而不一息也。又按平人脉代，從不多覯，有為醫一生竟未一遇者。蓋此脉見於常人，固為不宜，若据之以斷元氣衰竭之淺深則可，而執其至數多寡，以測其死期，恐不可恃。曾記予在三十歲之前，遇一人如此，遂執書以斷，併喻其早理後事，詎知言之不應，反遭詬訾，故瀕湖提出“更觀氣色兼形證”一語，亦有深見於斯也。

瀕湖二十七脉釋義終